国家卫生健康委员会"十四五"规划教材

全国中等卫生职业教育教材

供口腔修复工艺专业用

第4版

口腔医学美学基础

主 编 王 丽

副主编 孙 杰 徐流亮

编 者（以姓氏笔画为序）

王 丽（甘肃卫生职业学院）

孙 杰（山东省青岛卫生学校）

孙慧斌（青岛大学附属医院）

罗亚莉（甘肃卫生职业学院）（兼编写秘书）

柴 斌（河西学院）

徐流亮（开封大学医学部）

人民卫生出版社

·北 京·

图书在版编目（CIP）数据

口腔医学美学基础/王丽主编. —4版. —北京：
人民卫生出版社，2022.6（2025.5重印）
ISBN 978-7-117-32984-2

Ⅰ. ①口… Ⅱ. ①王… Ⅲ. ①口腔科学–医学美学–
医学院校–教材 Ⅳ. ①R78-05

中国版本图书馆 CIP 数据核字（2022）第 054230 号

人卫智网	www.ipmph.com	医学教育、学术、考试、健康，购书智慧智能综合服务平台
人卫官网	www.pmph.com	人卫官方资讯发布平台

口腔医学美学基础
Kouqiang Yixue Meixue Jichu
第 4 版

主　　编：王　丽
出版发行：人民卫生出版社（中继线 010-59780011）
地　　址：北京市朝阳区潘家园南里 19 号
邮　　编：100021
E - mail：pmph @ pmph.com
购书热线：010-59787592　010-59787584　010-65264830
印　　刷：北京华联印刷有限公司
经　　销：新华书店
开　　本：889 × 1194　1/16　印张：9.5
字　　数：202 千字
版　　次：2003 年 2 月第 1 版　　2022 年 6 月第 4 版
印　　次：2025 年 5 月第 7 次印刷
标准书号：ISBN 978-7-117-32984-2
定　　价：42.00 元
打击盗版举报电话：010-59787491　E-mail：WQ @ pmph.com
质量问题联系电话：010-59787234　E-mail：zhiliang @ pmph.com
数字融合服务电话：4001118166　E-mail：zengzhi @ pmph.com

出版说明

　　为全面贯彻党的十九大和十九届历次全会精神，依据中共中央办公厅、国务院办公厅《关于推动现代职业教育高质量发展的意见》的要求，更好地服务于现代卫生职业教育高质量发展的需求，适应党和国家对口腔修复工艺技术职业人才的需求，贯彻《"党的领导"相关内容进大中小学课程教材指南》文件精神，全面贯彻习近平总书记关于学生近视问题的重要指示批示精神，全面落实国家标准《儿童青少年学习用品近视防控卫生要求》（GB 40070—2021）要求，人民卫生出版社在教育部、国家卫生健康委员会的指导和支持下，启动全国中等职业学校口腔修复工艺专业第四轮规划教材修订工作。

　　本轮教材全面按照新国家标准《儿童青少年学习用品近视防控卫生要求》（GB 40070—2021）进行排版和印刷：正文排版用字从上版的 5 号宋体字调整为小 4 号宋体字，行空从 2.0mm 调整为 3.0mm；内文纸张采用定量 $70.0g/m^2$ 的胶版纸和 $80.0g/m^2$ 的铜版纸，高于新国标要求；其他指标如纸张亮度、印刷实地密度、套印误差均达到新国标要求，更利于学生健康用眼、健康学习。

　　本轮口腔修复工艺专业规划教材修订工作于 2021 年底启动。全套教材品种、每本教材章节保持不变。人民卫生出版社依照最新学术出版规范，对部分科技名词、表格形式、参考文献著录格式等进行了修正，并且根据主编调研意见进行了其他修改完善。

　　本次修订时间较短，限于水平，还存在疏漏之处，恳请广大读者多提宝贵意见。

口腔修复工艺专业第三轮规划教材编写说明

2015年，教育部正式公布《中等职业学校口腔修复工艺专业教学标准》（以下简称《标准》），目标是面向医疗卫生机构口腔科、口腔专科医院（门诊）、义齿加工机构、口腔医疗设备与材料销售企业等，培养从事义齿修复、加工，矫治器制作及相关产品销售与管理等工作，德智体美劳全面发展的高素质劳动者和技能型人才。为了进一步适应卫生职业教育改革，符合人才培养的需要，并与《标准》匹配，推动我国口腔修复工艺职业教育规范、全面、创新性发展，不断汲取各院校教学实践中的成功经验，体现教学改革成果，在国家卫生和计划生育委员会以及全国卫生职业教育教学指导委员会指导下，人民卫生出版社经过一年多广泛的调研论证，规划并启动了全国中等职业学校口腔修复工艺专业第三轮规划教材修订工作。

本轮口腔修复工艺专业规划教材与《标准》课程结构对应，设置专业核心课。专业核心课程教材与《标准》一致，共10种，包括《口腔解剖与牙雕刻技术》《口腔生理学基础》《口腔组织及病理学基础》《口腔疾病概要》《口腔工艺材料应用》《口腔工艺设备使用与养护》《口腔医学美学基础》《口腔固定修复工艺技术》《可摘义齿修复工艺技术》《口腔正畸工艺技术》。编写得到了广大口腔专业中高职院校的支持，涵盖了28个省、自治区、直辖市，30所院校及企业，共约90位专家、教师参与编写，充分体现了教材覆盖范围的广泛性，以及校企结合、工学结合的理念。

本套教材编写力求贯彻以学生为中心、适应岗位需求、服务于实践的理念，尽可能贴近实际工作流程进行编写，教材中设置了学习目标、病例/案例、小结、练习题、实训/实验指导等模块。同时，为适应教学信息化发展趋势，本套教材增加了网络增值服务。中高职衔接的相关内容列入小知识中，以达到做中学、学以致用的目的。同时为方便学生复习考试，部分教材增加考点提示，以提高学生的复习效率和考试能力。

第3版前言

《口腔医学美学基础》（第3版）系全国中等卫生职业教育口腔修复工艺专业国家卫生计生委"十二五"职业教育规划教材之一。

本书由浅入深系统介绍了美学基础、医学美学基础、口腔医学美学及口腔医学美学在口腔修复学中的应用。全书共分为八章，前四章为美学基础理论部分，后四章为美学在临床中的实际应用。重点讲授美学的基本理论和基本原则，运用美学规律提升临床医疗的美学效果，解决临床实际工作中遇到的问题，并注重培养学生具有初步的色彩表现力和审美能力，提高学习者的美学修养，陶冶情操。

本教材在编写过程中，注重突出教材的实用性，力求做到好教、易学，并结合了近年来口腔医学美学发展新趋势，广泛采纳全国多所院校教师的意见和建议，在上版教材的基础上做了部分的修改和补充。同时，在结构框架方面做了一些调整，将口腔医学的各主干学科独立成章。在内容方面，增加了环境审美、微笑美学、口腔仿生美学修复等相关内容；删减了与相关教材中重复的知识，重点突出了口腔医学美学基本理论及其实用价值。在教材的形式上，本版教材改为全彩印刷，整体增加了100多幅插图，使教材更具有直观性、先进性、科学性、启发性和实用性。本教材还增加了网络增值服务内容，有助于提升学生的学习效果。

本教材的编委都是具有丰富临床实践经验的专家和口腔修复工艺专业教学一线的教师。他们将各自的临床经验和教学成果反映到教材中，丰富了教材内容，使美学理论和临床实践更加紧密结合。

本教材供全国中等卫生职业教育口腔修复工艺专业学生使用，亦可作为口腔修复工艺专业教师及口腔修复技术人员的参考书。

衷心感谢由肖云主编的《口腔医学美学基础》第2版、由潘可风主编的《口腔医学美学》第2版和由于海洋、胡荣党主编的《口腔医学美学》第3版的全体编者和本版编委们的无私奉献，特别是他们提供的精美图片使本版教材添彩不少。

由于编写时间仓促，难免存在错误与疏漏，恳请各位学者、专家指正。

王　丽

2015年9月

目 录

第一章　美　学　基　础

学习目标

1. 掌握：形式美及其基本规律。
2. 熟悉：美的基本形式；美感及审美能力；美的基本概念。
3. 了解：美的基本范畴。

随着人类文明的逐步提升，人从"自然的人"上升到"社会的人"，再上升到"审美的人"，经历了两个大的飞跃。这期间，德国普鲁士哈勒大学教授鲍姆嘉通（1714—1762）于1735年在《关于诗的哲学沉思录》里提出了建立美学学科的建议，并首先使用了"美学"的术语。1750年，他编写的《美学》一书正式发表，标志着美学作为一个独立学科的诞生。他本人也被后人尊称为"美学之父"。到了今天，人们对美学的追求比过去任何时候都强烈。美学已渗透到口腔修复工艺的各个领域，美学理论知识在口腔医疗实践中得到越来越多的应用。

第一节　美的基本概念

一、美的起源

1. 从古代石器和陶器看美的产生　原始人的石器是把石头制作成各种形状的工具，主要是为了符合生产使用和生存斗争的需要。虽然外形粗笨简陋，但却蕴含着质朴的美学原理。如对称的石器，投射易于命中；两边薄中间厚表面光滑的石器，可减少阻力。这些都表明原始人类对自然形态的均衡、对称等形式美变化规律的初步把握。后来出现了石头装饰品，这种与实用内容相分离的形式，标志着美开始成为独立的存在形式，人类初步形成了创造美的审美观念。到了陶器时代，人们开始在陶器上设计和制作纹饰，注重造型的美观，以形式表达情感，在实用中渗进人的精神因素和审美需求。

2. 从原始艺术看美的产生　原始艺术产生于原始人的物质生产活动中。在劳动前和出征前为了相互鼓励，在劳动中为消除疲劳追求欢乐而产生了音乐、舞蹈、诗歌等艺术形式。

3. 从社会发展看美的产生　美是社会发展到一定阶段的必然产物。美是人们在满足物质生活需要的基础上提出的精神生活需要。墨子曰："食必常饱，然后求美；衣必常暖，然后求丽。"

4. 从"美"字的含义看美的产生　东汉学者许慎《说文解字》中是这样解释"美"的："美，甘也。从羊，从大。羊在六畜主给膳也。美与善同意。"在这段话里，首先对"美"的字形作了分析，"从羊，从大"，意指"羊"和"大"组成字形。由形而意，美的含义是羊的肥大、味美，即"羊大为美"。汉语对"美"的另一解释："美"的本意是头戴羊角或头部用羽毛装饰成羊角形状的人，即"羊人为美"。

从美的产生，我们得出以下三点结论：首先，美产生于劳动，产生于人的物质实践活动；其次，在美的产生过程中，实用先于审美；再次，从实用到审美是一个漫长的历史过程，也是一种社会进步。

二、感性的美

人们在审美活动过程中，会萌发美感，常伴有强烈的情感反应，使人在生理上产生愉快的感觉，同时在精神上感到舒畅满足。美的日常含义有两方面：一是由于生理需要得到满足而产生的舒适感和愉悦感；二是用于伦理评价，指得到社会的尊重、理解、支持而产生的愉悦感和成就感，是对人的行为、思想、言论符合规范的一种赞同。

三、理性的美

理性的美是指"美"作为审美属性和美的本质所产生的美学理论，从而揭示美的规律，因此，美不仅需要包含或体现着社会生活的本质和规律，还要有能够引起人们特定情感反应的具体形象。美是一种发现，是一种创造，是主观与客观的统一。

四、美的本质

美的本质是美学的一个基本理论问题，也是一个期待解决的难题。西方的美学家就此问题争论不休，出现了"美在理论"和"美是理念的感性显现"等唯心派，以及"美在形式"和"美在生活"等唯物派。中国古代美学家的回答也如出一辙，有"美在和谐"和"充实之谓美"的观点。马克思指出，美学必须与实践结合，才能得到进一步的认识和具有强大的生命力。美学的应用问题是中国当代美学着力研究的主题。在实践中认识和检验美的本质及规律，并对相应的社会实践产生引导和提升作用。

美的本质的外在表现，归纳起来具有形象性、感染性、功利性和创造性四种特征。

第二节　美的基本形式

美的基本形式的划分是以审美对象存在状态上的共同特点作为标准，以它们的表现形式及特殊本质作为原则，归纳起来有四种形式：自然美、社会美、艺术美、科技美。

一、自然美

所谓自然美，是指自然事物（未加工的或已加工的）的美。大自然是人类诞生的摇篮、生活的源泉、栖息的环境。欣赏和领略自然美，对丰富人自身的精神生活，陶冶情操，大有益处。如皎洁的明月、多彩的云霞、奇异的山峰、辽阔的大海都属于自然美，它们的形态、质感、线条和颜色的天然感性特征，激发着人们的美感。经过人直接加工改造的自然美形态，即人在一定时间和空间内按照其自身的需要而营造出来的自然景物，也保持着一定程度的自然美特色。如扬州"个园"中的假山等。由于社会实践，人们积淀的历史社会情感和人丰富的心理活动融入了自然美，使自然美的内容变得更加复杂朦胧而隐晦，同时，随着岁月的流逝和历史条件的变化，自然美所表现的内容更加自由，更富于象征性和寓意，其积淀的社会内容也具有一种不确定和易变性。因此，同一事物处在不同的时空条件下会产生不同的审美效果，正所谓"横看成岭侧成峰，远近高低各不同"（图 1-1）。

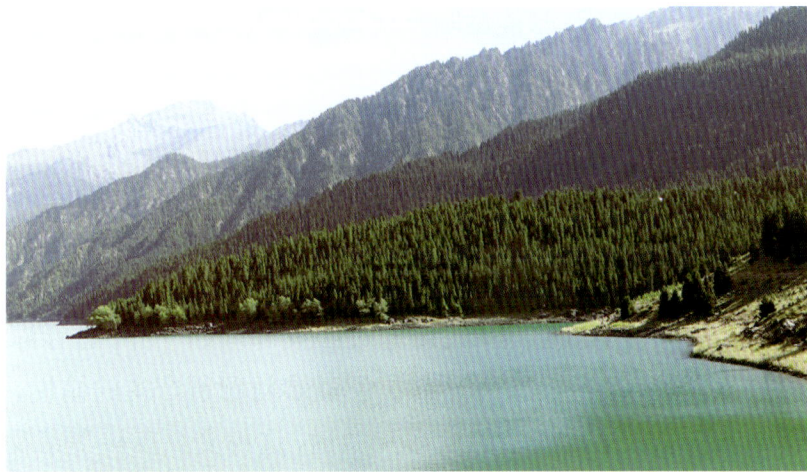

图 1-1　自然美

人体就其基本属性来说，仍是自然。因为人体具有遗传学、生物学、生态学上的特点，这是客观的不以人的意志转移的自然物。达·芬奇说："人体是大自然最完美的造物"。所谓"人的自然素质""天生丽质"，实际上就是指人的自然美属性。

二、社会美

所谓社会美，是指社会生活和现实生活中社会事物的美。它包括社会发展的本质规律，体现人们的理想愿望，能给人以精神愉悦的社会现象。

社会美离不开人的社会实践活动。生产劳动是人类最基本的实践活动，也是社会美存在的重要领域。社会实践活动随着社会发展而变更，因此具有鲜明的阶级性和时代性，带有一定的社会制度色彩。

社会美侧重于内容美,这个内容就是"善"。人们衡量社会事物美不美,主要着眼于内容,判断它是否能促进社会发展,是否符合人们的需要、目的和利益。凡是能促使人类向前发展,符合社会发展规律的实践和人内在善的品质都是美。"社会美"和"自然美"合称现实美,两者常交织在一起。

三、艺术美

艺术美是现实美的提炼、概括和升华。它把社会美当作被反映的主题,把自然美当作被运用的物质手段,按照美的规律,运用审美观点、审美理想,经过艺术加工,把现实生活的美加以概括、提炼和创造,最集中、最充分地表现在艺术作品中。艺术美来源于现实,又高于现实。如果说现实美是属于社会存在范畴,是第一性的美,那么艺术美是属于社会意识范畴,是第二性的美。

艺术美的内容和形式具有充分的自由性。艺术美和社会美、自然美比较,在内容和形式两方面都能被主体更充分地选择和加工,最终成为内容和形式有机融合的艺术作品。并且,艺术美较社会美和自然美的表现更为高层次、更为强烈也更为理想。如徐悲鸿画中的马,虽不能作千里之行,却能激励一代又一代人昂扬奋进。

四、科技美

科技美包括科学美和技术美。随着边缘学科的渗透,现代化、科学化程度的提高和高技术手段的迅速发展,美学领域产生了许多新的审美客体,近几十年已逐渐形成了"科技美"这个相对独立的美学新概念。科技美作为一种美的形态,当然也能使人产生美感。但这种美感不仅仅靠瞬间直觉而获得,还得通过心灵和理性中介,进行深层的领悟。科学家及高层次的技术人员,由于灵感突发解决了疑难问题所产生的愉悦,以及在经过艰苦的探索之后获得了科学成果而产生的欣喜和激情,这种交织在科学家及高级技师心里的特殊情感,就是科技美感。

从一定的意义上说,科学家及高级技师最能体现美的本质,是美的高级形式,是人类按照自己的目的在高层次上驾驭客观规律的伟大创造,而人的本质力量也将越来越多地通过科技美反映和展现在人们面前。欣赏艺术美是"美中见真",欣赏科技美则是"真中见美"。

第三节 美的基本范畴

美的事物与现象的表现形式丰富多样,按照美的不同特征和状态,其基本范畴一般归纳为崇高、优美、悲剧、喜剧等形式。

一、崇高

崇高主要以充实而高大为特点,体现实践主题的巨大力量,因而使人感到惊心动魄、惊叹和崇敬,产生一种振奋感。崇高在内容上是真与善的统一,在美感特征上表现为审美感受中的愉快和带有浓厚的伦理情感色彩。

1. 社会生活的崇高 是先进社会生活中力量与困难、邪恶、苦难、挫折作斗争所表现出来的坚韧不拔、奋发向上、顽强拼搏的精神。

2. 自然界的崇高 在于某些自然现象以其数量和力量上的巨大而引起人们的惊惧,使物与人处于矛盾对立状态;与此同时,人们又在自卫和征服对方的实践或关于这一实践经验的回顾中,产生一种胜利的愉悦和自豪感,体现人在自然实践中与现实的抗衡。

3. 艺术的崇高 是现实中崇高的反映,是经过强化的艺术手段使崇高得到艺术的体现,也可以把生活中不是崇高但显示着崇高倾向的事物,改造制作为崇高的形象。

总之,崇高从形式方面看,它粗犷、奇特,如挺拔开裂的古松,嶙峋奇异的山石;从状态方面看,崇高具有动态美,如雷雨闪电、骏马奔腾。崇高的审美功效是调节情感,消除忧伤、愁苦的心绪,给人以鼓舞,使人们心胸开阔,情操高尚。

二、优美

优美是美比较普遍的表现形态,它建立在审美对象与审美主体之间的和谐关系上。在审美活动中,优美的客体总是以其整体上的小与缓、柔与弱来引起审美主体的注意,审美主体几乎是以一种欣喜的柔情来接受和感知。因此,优美的对象一般具有小巧、轻缓、柔和的特点,如自然界中的晚霞朝日、小桥流水,社会生活中的种种使人陶醉于幸福安乐的美好景象,都可视为优美。艺术中的优美是自然界与社会生活中优美的反映,它是更多地使感官产生愉悦的、心旷神怡的美(图1-2)。

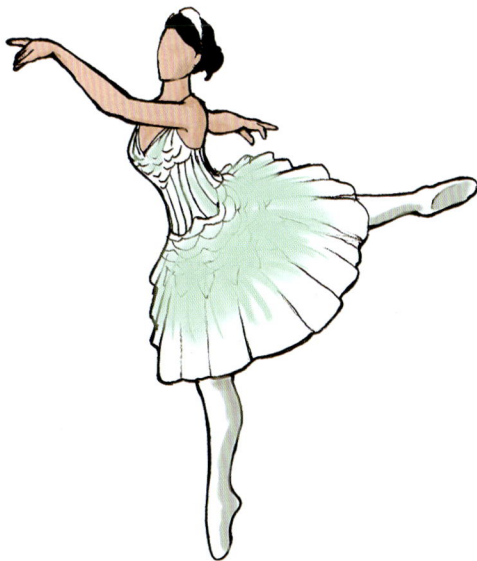

图 1-2 优美

与崇高不同，优美是人的本质力量与客体的和谐统一。从量的方面看，优美小，崇高大；从形式方面看，优美规则、柔和；从状态方面看，优美具有静态美。优美的事物引起的是单纯的平静的愉悦感，让人喜爱、亲近。其审美功用是使生活充满乐趣，调节人们生理上和心理上的平衡。

三、悲剧

悲剧是经过艺术家的审美加工与评价，集中反映社会冲突及其结局的一种特殊表现形态。悲剧冲突是特定社会生活中相对弱小的美、善力量与强大的丑、恶力量的矛盾和斗争，斗争的结局是美、善力量遭到失败，遭受苦难与死亡。它以鲜明的倾向性，最大限度地歌颂和肯定正面主人公的美、善品质和斗争精神，暴露和否定丑恶势力。

悲剧作为美学形态，不同于日常生活中的悲惨事件，而是指美的一个特定类型，是一种悲剧性的矛盾冲突，必须在本质上与崇高相通或类似。也就是说它的本质不在于一种悲惨的事实和严重的哀伤，而在于化悲痛为力量，使人振作精神，从而引起美感愉悦。悲剧作为美学形式，不只是集中于经艺术审美加工的戏剧、小说、诗歌、绘画、雕塑、音乐、电影等艺术作品中，而且还广泛地存在于历史和现实的社会生活中。作为审美范畴的悲剧，虽来自生活，却不同于日常生活中的各种悲惨哀痛的不幸，如车祸、家庭破裂等悲剧事件。所以悲剧虽然多以正面人物的悲惨、不幸、死亡为题材内容，但其实质并不在于是否描写这些现象，而在于是否能创造崇高，从而使人的伦理精神得以发扬。因此悲剧在本质上是乐观的，而不是悲观的。反映这类矛盾冲突的戏剧、电影是悲剧；表现和描写这种矛盾冲突的雕塑、绘画、音乐、小说、诗歌、散文也都是悲剧。悲剧形式往往能比其他几种形式更能震撼人的心灵。这是一种情感深层的激励、振奋所表现出的特殊形式美，如元朝关汉卿的《窦娥冤》就是悲剧的代表作品。

四、喜剧

在美学范畴中，喜剧不单包括幽默、滑稽，它是经过艺术家审美加工与审美评价，集中反映人们笑着否定旧的生活方式，笑着肯定新的生活方式的一种特殊表现形式，使人们在笑声中否定假、恶、丑，肯定真、善、美。喜剧可分为讽刺性喜剧和歌颂性喜剧，它的典型形式是艺术中的喜剧、漫画、相声等，它最直接的普遍性效果是令人发笑而产生的愉快，以可笑为特征。它主要是表现人们的言行与社会习惯、公认的常情常理及逻辑性有所违背时而产生的异常、奇特乃至荒唐，从而使人们忍俊不禁。

喜剧的本质特征侧重于对丑的直接否定，是对旧势力和旧生活方式的嘲笑讽刺。人们通过善意的讽刺，动用夸张的手法，塑造艺术形象。喜剧的笑一触即发，有明显的轻松娱乐色彩，反映社会生活，寄托希望和理想，表现勇敢、智慧和力量，也包含着明确的理智判断或自嘲态度，形成强烈的喜剧审美效果。

第四节 形式美及其规律

美,不仅具备本质和形态,而且有规律。

一、形式美的概念和特点

所谓的形式美,从广义上说,就是指事物的外在形式所具有的相对独立的审美特征。例如丰富的色彩、美妙的声音、造型宜人的线条等。从狭义上说,是指构成事物外在的自然属性(如色彩、质感、形体、声音等)以及它们的组合规律(如整齐、比例、对称、均衡等)所呈现出的不直接显示事物具体内容,而又具有一定审美特征的比较抽象的形式美。因而归纳起来说,形式美是指自然、生活、艺术中的各种形式因素及其有规律的组合所具有的美,是人类在创造美的过程中关于形式规律的经验总结。美的形式总是为一定内容服务的,相同形式也可能显示不同的结果,例如曲线是最美的线条,蜿蜒曲折的小径,曲径通幽确实很美,然而如果画面上是一条弯曲的毒蛇就不是美。

形式美的理论比较明晰严谨,因此,形式美与美的形式是有区别的。形式美具有较强的独立性,一般情况下它不与具体的内容发生关系。而美的形式却是与美的内容密切联系,受内容制约,并构成完整的统一体。人类在创造美的活动中,不仅熟悉和掌握了各种形式因素的特性,而且对各种形式因素之间的联系加以研究,总结出各种形式美的规律。

二、形式美的感性因素

形式美的构成需要以一定的物质为基础。对以视、听、触觉器官为主要审美感官的人来说,事物的色彩、线条、形体、质感、声音等是构成形式美的基本感性因素,是人们能够看得见、听得到、摸得着的,并产生审美愉快的物质因素。

1. 色彩 色彩是辨别和认识各种事物的重要依据,是物质的自然属性。不同的色彩给人不同的审美感受。色泽鲜艳、明亮,能使人兴奋;色泽灰暗、浑浊,则使人感到压抑。在大自然中,晨曦的淡红、大海的蔚蓝、落日的昏黄、原野的翠绿等世界万物绚丽多彩的颜色,可使人获得不同的审美情感。

2. 形体 形体是事物存在的一种空间形式,也是视觉审美的重要感性因素,构成美的形体的基本要素是点、线、面和体。

(1) 点:是形体要素中的基本元素,在空间起标明位置的作用。点与点连接、扩大可以组成为线、面、体。

(2) 线:是点的移动轨迹,在空间中有贯穿性作用。线条的基本形态可分为直线、曲线和折线,随着线条的流动、起伏、平行、垂直,反映出不同的审美特性。直线表示出稳定、挺拔、刚强和力量;折线形成一定的角度,显示出上升、下降、前进、后退的方向感;

垂直线给人稳定感和均衡感,代表着庄重、严肃;倾斜线带有兴奋、迅速、骚乱、不稳定的意味,显示出明快的生命感和运动感;曲线传递出优美、柔和、丰满、流畅和起伏,给人以运动美感等。

(3)面:是位于同一平面的轮廓线,起分割空间的作用。面的形式可分为方、圆、三角形,人们称为三原形。它们的形式各有特征,所以有不同的审美特征,如方形给人以平定、安稳、严谨和刚直的感觉;圆形给人以柔和、充实、满足和周而复始的感觉,不同的三角形给人以不同的审美情感。正三角形表现出稳定、庄重、崇高和永恒,倒三角形表示动荡和不安,斜三角形表示方向或趋向等。

(4)体:是点、线、面的有机组合,占有一定的空间。体可以分为方体、球体、锥体,其视觉效果上类似于方形、圆形、三角形,但更具体、更形象,反应更强烈。例如,薄的物体给人一种精美、秀气、轻盈之感;厚的物体给人一种结实、丰满、刚劲之感。

3.声音 声音是人的听觉审美的重要感性因素。声音同色彩一样,是物质的自然属性。声波的要素是频率、振幅、波形,是在时间中存在和流动的。不同的频率(声音的高低)、振幅(声音的强弱)、波形(音色)可产生不同的情感,不同的节奏和旋律是声音成为形式美的重要构成因素。声音在传递信息和表达感情上异常复杂,例如高音表现为高亢激昂,低音表现为柔和亲切,强音表现为振奋,轻音表现为柔和等。悦耳动听的音乐其频率的振幅线是规则的,被人们称为"乐音",可给人以欢乐的感受。乐器的共鸣方式不同,可构成各种不同音色,有的纯正、宽厚、深沉、明快,有的纤柔、细腻、美妙无比。

三、形式美的基本规律

形式美的基本规律即形式美的基本法则,是构成形式美的感性因素的组合规律,它体现了形式美的感性因素在美的事物组合构成中必然的内在联系。

1.单纯与齐一 也称整齐律,这是最简单基本的形式美法则,"单纯"指各因素中无明显的差异和对立,如单一色彩、单一形体等,使人产生明净纯洁的感受。"齐一"又称反复,是同一形式连续出现,呈现一种整齐美。单纯齐一是物体的一种最简单的形式美。

2.对称与均衡 "对称"是指以一条中线为基准,将两个以上相同或相似的事物加以对偶的组合形式,在上下、左右、前后形体上均等。对称的形象能使人产生庄重、威严之感,如体现人的容貌美的双眼、双耳、口角的对称,庙宇、宫殿、陵墓、纪念性建筑物的对称等。但对称也容易流于刻板、单调。

"均衡"是指两个或两个以上的形体环绕一个轴心组合在一起,在形式上虽然不一定等同规则,但在重量和吸引力、距离上相等或大体相当。均衡分为规则的均衡和不规则的均衡两种。规则的均衡隐含着对称原则,它比对称显得有变化,因而比对称灵活,表现出一种稳定中的动态。如意大利文艺复兴时期的画家、数学家达·芬奇(1452—1529)的名画《最后的晚餐》,画面是一个规则的均衡。这个规则的均衡结构,与主题的庄严肃穆十分合拍。

3．调和与对比 "调和"是差异中趋向于一致,把若干个相接近的形式因素融合在一起,使人在柔和、协调和变化中保持一致的美感。如色彩中的红色与粉色、紫色与红色都是较邻近的颜色,相互之间的接近和协调,使人感到融洽、和谐、变化又统一。

"对比"是把若干明显不同的形式因素并列在一起,构成强烈的反差,使人感到鲜明、活跃、醒目和对比强烈。比如荷花的高洁在于"出淤泥而不染";再如,"接天莲叶无穷碧,映日荷花别样红",这是红与绿的对比;"会当凌绝顶,一览众山小",这是形体上大小的对比。没有对比,艺术将流于呆板、平庸的生活记录,无法凝聚和释放惊心动魄的美感能量。

4．比例与匀称 "比例"是指事物整体和局部,事物自身各部分之间度或量的关系。"匀称"是指事物各个部分之间比例恰当。比例符合人们的审美要求,使人们感到愉悦。古代宋玉所谓"增一分则太长,减一分则太短",就是指比例关系。我国山水人物画中比例有"丈山尺树、寸马分人"的说法。平时我们称赞一个人的面貌美"天庭饱满、地阁方圆",也是使用"五官端正"的标准,就是指五官之间比例适合。这些都是人们对各种景物之间、人体结构以及人的面部结构比例匀称关系的生动概括与准确总结。

最美的比例是黄金比例,比值约为 $1:0.618$ 或 $1.618:1$(图1-3)。最早由2500年前的古希腊数学家、哲学家毕达哥拉斯发现。这个比例能使人的视觉产生协调感,后来被古希腊著名哲学家、美学家柏拉图誉为"黄金分割"。

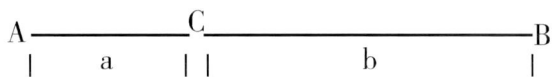

图1-3 黄金比例

黄金比例体现了局部与整体之间以及局部与局部之间的比例协调之美,广泛地应用于科学研究、生产劳动、艺术创作、医学实践等与社会生产和人们生活相关的各个方面。在日常生活中我们会看到,像书籍、国旗、桌面、电视屏幕等物品都很协调,其主要原因就是它们的长宽比例符合黄金分割。世界上著名的许多建筑,无论是古埃及的金字塔和古希腊的帕特农神庙,还是印度的泰姬陵和法国的巴黎圣母院,尽管这些建筑风格各异,但在总体构图的设计方面,却都有意无意地运用了黄金分割法则。

现代生理学研究发现,凡是美的形象产生的脑电波都是β波,此波的高频与低频的比值近似 $1:0.618$,说明黄金比例产生的美的思维反应有一定的生理学基础。

5．韵律与节奏 "韵律"是在节奏的基础上赋予一定的情调而形成的,韵律能给人以美好的情趣,满足人的精神享受。"节奏"是指相同的间隔重复出现的形式因素。自然界或生活中都存在节奏,从时序的变化、昼夜的更替、日月的运行、到花朵的开放、树木的生长乃至脉搏的跳动、生命的更迭,都呈现着周而复始的运动形式。节奏能引起视觉听觉的快感,增强艺术品的感染力,减少单调感。节奏最突出地表现于音乐之中,是音乐最基本的成分,但它的内涵却不限于音乐。诗歌、舞蹈,它们本来就与音乐构成三位一体,是密不可分的,其节奏美是无需多加分析的;小说、戏剧、影视艺术的节奏,是通过人物个性的展示、情节的推进来体现的,它们体现节奏的内容更为广阔,方式和途径更为复杂多变。

6. 多样与统一 "多样"是指事物的个性在形式上存在的差异。"统一"是指事物个性整体特征在形式上具有的共性,多样与统一又称和谐,这是形式美的最高形式。和谐是美好事物的普遍特征。在广袤的自然界和社会生活的各个方面,到处都有和谐存在,漓江的青山碧水构成秀美的和谐;三峡的峭壁飞流构成险美的和谐;黄山的云海青松构成奇美的和谐;同是衣饰,却有西装革履的挺括,中山套装的庄重,制服的英武,夹克衫的休闲潇洒;同是人体美,却有丰满、苗条不同曲线之美感,"美人不同面而皆悦于目",这种能使人赏心悦目的共同特点和素质,就是形式美的多样统一,给人以多变又单纯,活泼又有序的美的感受。多样统一是把多种因素有机地结合在一起,既不杂乱又不单调,显得有秩序和活泼,它是各种艺术门类必须共同遵循的形式美法则,是事物发展的对立统一规律在人的审美活动中的具体表现。

第五节 美感与审美

一、美感的概念与反映形式

美感是人们在进行审美活动时的特殊心理过程。是在接触到美的事物时所萌生的多种心理功能的和谐活动,是一种赏心悦目和怡情的心理状态,是对美的欣赏、享受与品鉴。

(一)美感反映形式的特征

1. 感性和理性的一致性 美感认识是以感性认识为基础的。对美的对象的外观形状、色彩、线条和声调等,通过人的审美器官、视觉和听觉来认识美,即感性的美。一个人的生存和发展必须依赖社会,真挚的友谊,纯洁的爱情,和睦的家庭,单靠视、听等感觉活动是不够的,需要理性的思维活动。只有不断思维,才能深刻地认识美的内在本质和内容。只有上升到理性美,才能指导我们的实践。

2. 情感体验 人们在审美活动过程中,会萌发美感,常伴有强烈的情感反应。情感反映的对象与认识不同,它不仅反映对象本身,而且反映对象对人的一种关系,即对象是否符合人的社会需要与理想的一种主观态度。

3. 想象作用 人在反映事物时,不仅能感知直接作用于主体的事物,而且还能在头脑中创造新的形象。想象越活跃,情感体验就越强烈,审美感受也越新鲜,越愉快。

4．社会功利　美感不仅给人以赏心悦目、心旷神怡的喜悦,而且能在这种喜悦中提高人的思想境界,丰富人的思想情感和道德品质,使人受到潜移默化的教育。

（二）审美心理的构成要素

1．感知　感知是反映审美对象外部表面的特征和联系,即感性认识阶段。审美感知又分为感觉和知觉两个层次,其区别在于前者是对事物表面"个别"特征的反映,正如《盲人摸象》中盲人的感受;而后者则是对事物表面"整体"上的把握。审美感知不同于一般感知,在于它渗透着人的情感。审美感知,是美感的基础。

2．想象　想象是大脑对原有的感知形象进行加工改造并且形成新形象的心理过程。如果说感知是审美的基础和出发点,那么想象就是审美的载体和展现形式,是通向理性思考的桥梁。想象有多种形式,主要有简单联想、再造性想象和创造性想象三种。在美的"欣赏"过程中,以再造性想象为主。在美的"创造"过程中,以创造性想象为主。

（1）简单联想

1）接近联想:两事物在空间和时间上接近,当联系起来时易形成条件反射,激起情绪反应。见到绿色,会联想到辽阔的草原;见到直线,会联想起挺拔感;见到波状线,会产生优雅感。

2）类比联想:对一事物的感受,会引起在形态上相似事物的联想。人们把坚贞、高洁赐予青松;触摸到腹部肿块时,就会联想到是否长了肿瘤。

3）对比联想:对一事物的感受,引起对其相反特点事物的联想。唐诗"朱门酒肉臭,路有冻死骨"所描述的情景,形成鲜明对照,收到联想的反衬效果。

4）通感:是联想的一种特殊形式,指五官的不同感觉在审美感受中相互渗透、相互联系的总和。通感中最常见的是视听通感,由于视觉和听觉都是高级审美感官,所以显得更有美学意味。当你欣赏一幅绚丽多彩的风景画时,不只是引起对色彩的感觉,还会从绘画形象上感受到阳光的温暖、鲜花的芳香,甚至仿佛听到了美妙的音乐。

（2）再造性想象:依据文字的描述或图形的示意,在头脑中形成相应的新形象。如听三国故事,脑海里会浮现出关羽、张飞等形象。

（3）创造性想象:独立地把记忆中的形象进行加工组合,创造了一种从来没有存在过的新形象。这是想象中的高级形式,具有新颖性和开拓性。

3．情感　情感是审美心理中最普遍、最活跃的一个因素。美感的一个突出特点,是它带有浓厚的情感因素。例如看着小桥流水,感轻盈之温情;观看瀑布时,顿觉雄浑气势。在美感中如果缺乏情感,美感就失去了愉悦性质。情感一般分三种表现形式,即触景生情、移情和共鸣。

（1）触景生情:人对眼前的事物触发引起的纷纷思绪,以及对以往体验的联想。

（2）移情：人在聚精会神观察某事物时，将主观感情移入灌输到审美对象中，使本无生命和情趣的自然物洋溢着勃勃生气，使景物被情思融化，寄情于景，托物抒怀，达到"物我同一"的境界。

（3）共鸣：欣赏者与审美对象之间一拍即合，在情感上产生与之契合的心理状态。由于共鸣的作用，欣赏者不知不觉地受到艺术作品的感染，在"至美至乐"的境界中得到审美享受。

4．理解　理解是对审美对象的一种理性思考和认识，是人类审美活动的高级阶段，是通过对审美对象的有限形式的把握，去领会它所包含的深层意蕴，具有"只可意会不可言传"的特点。

在现实的审美活动中，感知是基础，想象是载体，情感是动力，理解是规范。这四种心理要素既互相融合又互相制约，按一定的比例组合，便产生美感。一般来说，自然美偏重于感知，理解的成分较少；科学美偏重于理解，感知的成分较少；社会美和艺术美介于两者之间。

从动态的角度出发，美感的产生大致经历三个阶段：一是准备阶段，即专注眼前的审美对象，而暂时中断日常意识状态，是心理活动指向集中于特定的审美对象；二是实践阶段，即发生审美愉悦，获得审美满足的阶段；三是效应阶段，即取得了审美效果，也就是完成了审美过程的阶段。通过这三个阶段，把美的信息接纳到主体的意识中来，并转化为美感享受。

二、审美关系和审美特征

（一）审美和审美关系

审美是一种感受和自觉的情愫，是人对客观事物的一种社会心理意向性认识、领悟、评价、判断，是人们在长期社会实践过程中逐步形成和积累起来的审美情感。审美是人类的特殊意识活动。审美关系由审美主体、审美客体和审美实践构成，是审美活动实施的前提和基础。

1．审美主体　审美主体是审美行为的发出者、承担者。是指有内在审美需要，具备审美结构的功能，并与客体构成一定审美关系的人。

作为审美主体，通常必须具备三个基本条件：①健全的审美感觉器官和正常的生理机制；②健康的心理和丰富的情感等心理条件；③一定文化素养和理性思维能力等美学修养。

由此可见，健全的审美感官和良好的审美心境，只是提供了从事审美活动的生理基础和心理基础，而要真正获得高层次的美感，必须培养一种感受美、判断美和创造美的本领——审美能力。

培养审美能力是以一定的生理、心理结构为基础，具备一定的审美经验和文化艺术素养，在社会实践中进行审美教育应抓住三个基本环节：提高美学修养、积累审美经验和开展审美创造。人的审美能力的培育和形成,还受到社会分工、生活条件、教育程度、社会环境和主观努力的制约。因此,审美能力的培养既是一个系统工程,也是一个日积月累的"积淀"过程。

2．审美客体　即审美对象。它具有审美价值属性,与主体结成一定审美关系,包括自然美、社会美、艺术美、科技美。它们之所以能成为审美客体,也必须具有以下三方面内在的规定性因素:

(1) 形象性:审美客体必须具有潜在的欣赏价值,并显现为生动具体的感性形象。它占有一定的空间和时间,具有形状、颜色、声音等自然属性,体现在形式上为人们的感官所感知,引起审美主体的审美活动。

(2) 感染性:审美客体还必须具有一定的感染力,才能唤起审美主体的感知和情感、联想和想象,使审美主体在生理、心理上得到平衡与愉悦。

(3) 多样性:大千世界就是一个多样统一的整体。不同的事物具备不同的色、形、质等的差别。

(二) 审美特征

审美除具有人类实践活动的一般特点(如社会性、客观性、能动性等)外,还有其本身的特征。

1．直觉性　是审美的基本特征。主要指审美主体对审美客体表现的最原始、最直接的心理意识形态。在审美实践中,审美主体能在极短的时间里对审美客体形成感性认识,表现出直接的感性领悟和判断,得出审美结论,这就是审美的直觉性。日常生活中常有的"一见如故""一见倾心""一见钟情"等,审美的直觉性是审美的浅层次,是审美的基础。

2．愉悦性　是审美的主要特征。指审美主体的人在审美活动中充满感情色彩,表现出对审美对象的一定情感态度,最终表现为获得精神上的喜悦、满足,甚至陶醉的一种整体性心理意识活动。

3．差异性　是审美活动个性化的体现。同一审美对象可以使不同的审美主体产生不同的审美感受,不同的审美对象可以使不同的审美主体产生同样的审美感受。同一审美主体在不同的历史时期对同一审美对象,也可能产生不同的审美效果。由于民族、生活方式、文化、语言、风俗、性格、习惯的不同,其看法、态度和情感也不尽相同。审美主体有差异,审美客体更是千差万别。审美的差异性,反映了审美的广泛性、复杂性,使审美活动呈现多姿多彩的广阔天地。

练习题

1．美学是怎样产生的?

2．美的特征有哪些?

3. 美的基本形式有哪些？

4. 什么是形式美？其基本规律有哪些？

5. 什么是审美主体？如何提高审美主体的审美能力？

（徐流亮　王　丽）

第二章　医学美学基础

第一节　医学美学的概述

医学美学是以医学和美学相结合的理论为基础，运用医学与美学相结合的技术手段来揭示医学美和医学审美规律，并利用这些规律来维护、修复、塑造人体美、人体的健康美和生命活力美的一门学科。

一、医学美学的产生与发展史

（一）我国医学美学的发展

我国最早的中医理论著作《黄帝内经》，就是运用阴阳的平衡美和五行循环的动态美为指导原则编写而成的；东汉医学家华佗将动物中美的姿态与动作加以利用和编排，发明了五禽戏，整套功法优雅、协调，既使人活动筋骨，又给人以优美、舒畅的感受；《肘后备急方》中有治面疱、发秃、身丑的美容保健验方。成书于 1500 年前的《晋书》中记载了一例成功的先天性唇裂矫治术，这是我国首例有文字记载的以美容为主要目的的整形外科手术。

20 世纪 80 年代中期，医学与美学理论相结合的专著开始出现。1988 年 6 月，天津科学技术出版社出版了邱琳枝、彭庆星编写的《医学美学》，是中外第一部以"医学美学"命题的学术专著。此后，各种版本的《医学美学》《中医美学》《药学美学》《口腔医学美学》等专著相继问世。

20 世纪 80 年代后期，医学美学理论逐步应用于指导临床实践。在此期间，全国各地许多临床、康复医学机构相继开展了医学美容方面的临床业务，在实践中为医学美学的发展奠定了基础。同时，医学美学的高等教育事业也得到了同步发展，不少医学院开设了医学美学课程，并于 1990 年 11 月 14 日正式成立了"中华医学会医学美学与美容学会"。专科学会的成立,标志着医学美学的学科地位在我国的正式确立,也标志着我国医学美学的发展进入了一个新的历史时期。

（二）西方医学美学的产生与发展

在西方,医学美思想也有着悠久的历史渊源。如古埃及人对人体的最佳比例进行了最早的探索,他们发现人的高度是脚掌长度6倍或中指长度19倍的比例法则,这一法则是解决美学和解剖学难题的最初尝试。中世纪时期,欧洲各种风格的教堂建筑具有的庄重氛围,给医学带来了有益的启迪。在医院的布局、建筑设计、园林环境等方面仿效了教堂的建筑风格,使医院环境具有庄重、宁静、幽雅的特点,患者在这样的环境中就容易产生神圣的信任感,也就有效地提高了医疗效果。200多年前德国音乐家巴赫所写的《布兰登堡协奏曲》可以治疗失眠症。因此,不少医师逐渐认识到美学与医学的密切关系,越来越感觉到美对医学的重要意义。1979年,美国成立了"国际美容整形外科协会",世界上第一本医学美容杂志——《美容整形外科杂志》正式出版,随后英国、日本等国家又相继成立了国家级美容整形外科学会。到20世纪80年代,美容外科已为全世界医学界所广泛接受。

二、医学美学的研究内容

（一）医学美学的研究对象

医学美学是医学与美学相结合而形成的一门交叉学科,其研究对象是医学领域中和医学科学研究中的一切美、审美及其规律,即医学美与医学审美及其规律。

（二）医学美学的学科内容

医学美学的学科内容体系,一般认为应包括如下几方面:

1. 医学美学基础理论系列 医学美学的定义、对象和范畴;医学美学的结构体系;医学美学的发展史;医学审美观;医学审美心理生理学机制;医学人体美学;医学科学美;医学审美主客体关系;医学审美思维方法;医学美学研究方法;医学审美与人体健康等。

2. 医学美学应用技术系列 临床各学科医学美学;医学美容学美学基础;美学疗法;护理美学;预防、保健、环境医学美学实施;康复医学美学;药学美学;医学辅助技术学科的美学;医学审美分析与咨询等。

3. 医学艺术学美学系列 医学标本美学;医学模型美学;医学挂图美学;医学图案、插图美学;医学电化教学美学等。

4. 医学审美修养系列 医学审美教育、医学管理美学等。

三、医学美的特征

（一）医学美的基本概念

医学美是一种具有特定的医学审美功能的美,是美在医学领域的一种特殊表现。

医学美（在概念的外延上）包括两个基本方面：一是人体美及其健康之美，即医学人体美；二是维护、修复和塑造医学人体美，增进人的生命活力美感的一切医学现象，包括与之有关的医学技术、医学审美理论、医学审美行为、医学审美环境和医学审美关系等。

（二）医学美的本质

医学美是医务工作者维护与塑造人体美的创造性实践的产物，它是美在医学领域中的特殊表现，究其根本也是人的本质力量的对象化。这种对象化的美是社会属性与物质属性的有机统一。人在维护和塑造人体美活动中宜人的感性显现就是医学美的本质。

医学美的价值在于它适应并用来为人类健康服务。良好的社会环境、清新的空气、适度的体育活动，从医学美学的角度来看，都能推进人类的健康与长寿。同时人体自然机体的各类医疗修复活动也越来越受到人们的重视。医学美能对维护和发展人体健美产生强烈而深远的作用。

（三）医学美的特征

1. 技术整合性　是美学在医学科研、预防保健以及临床医疗实践中的具体应用。它将科技、艺术有机整合到医疗工作的各个方面。

2. 多样性与统一性　医学是一个整体组合，构成这个整体的要素是多种多样的。因此，医学美的表现也是丰富、多样的。这种丰富多样的具体表现，都是为了实现维护与塑造人体美的最终目标服务的，形成相互配合的有机系统。

3. 形象感染性　医学美的形态是具体的，同时也具备情感性特征。前者是医学美的外在形式，后者是医学美的内在功能。

4. 实践性与时代性　医学美是医务工作者在实践活动中的创造性产物。医学美是在医疗实践中创造了美的对象，也创造和发展着自身的美。医学美不是抽象的理论，它离不开医疗实践，它是与医疗实践紧密结合的。实践是发展、深化、前进的过程，医学美也在实践中形成、发展，因而具有时代性。医学美作为一种特定的美的形态，是现代医学的产物，是现代医学与现代美学思想相结合的产物。

四、医学美感与审美

（一）医学美感

1. 医学美感的概念　医学美感是审美主体（人）在医学审美活动中的感受，是人们在医学审美活动中产生的情感上的一种有利于身心健康的愉悦和乐趣，是医学审美中的核心问题。

2. 医学美感的特征

（1）具有特定的审美主体：包括医生、患者、健康人群。

（2）具有特定的审美客体：审美客体可以是人，也可以是医疗原则、医疗手段、医学成果、医学理论及规律等。在医学美感中,审美主客体是合二为一的。

(3)具有特定的审美目的:包括防病、治病、增进健康、延年益寿等。

(4)具有特定的审美环境:即医学审美环境。

(二)医学审美

1. 医学审美概念　医学审美是指人类在医学的理论与实践两方面发展过程中,逐步积累、不断形成和发展起来的审美情感、审美认识、审美能力的总和。

2. 医学审美的内容　包括医学审美趣味、医学审美能力、医学审美观念、医学审美理想、医学审美感受、医学审美意识。

在医学审美活动中,不同的医务工作者,由于知识水平、专业能力、智力结构、生理及心理特征的不同,在审美认识方面上就会存在较大差异,从而导致医疗技术水平和医疗质量的不同。因此,医学美学还必须研究影响医学审美能力的因素、医学审美能力的培养途径以及不同人之间的审美差异。

3. 医学审美评价的标准　在美学发展史上,关于审美标准有两种极端的观点:一种观点认为不存在任何的审美标准,审美评价纯属主观精神范畴,具有很大的主观随意性;另一种观点认为存在有绝对不变的审美标准。实际上,审美标准既有绝对性,又有相对性,是绝对性与相对性、共性与个性的统一,以及真善美的统一。

(1)主观性与客观性的统一:不同时代和社会的个人、不同的文化层次、民族,都按照各自的审美情趣和审美理想来进行医学审美评价,体现着各自的主观标准。但是,在所有这些主观评价中却必须具有符合事物客观审美价值的标准,才使审美评价具有强大的生命力和普遍的有效性,这是不依个人的主观意志为转移的。因此医学审美评价标准的客观性,归根到底还是由医学美价值的客观性决定的。

(2)相对性与绝对性的统一:在医学审美评价中,医学美的观念起着重要的作用。这种医学美的观念既具有个体的差异又有很大的共性。实质上这就是医学审美评价标准的相对性与绝对性的统一。医学审美必须以人体正常的生理发育规律为前提。一方面要淘汰那些有害人体健康的审美标准,另一方面要对正确的人体审美标准进行完善和调整。医学审美评价标准的稳定是相对的,而发展变化则是绝对的。医学审美的相对性体现在审美标准的民族性、地域性、社会性和时代性。

(3)真善美的统一:真是指客观事物运动、变化、发展之中所表现出来的内在规律性。它不依赖于人的主观意志而存在,人们只能认识它、利用它,而不能改变它。美是客观事物内涵和外貌的本质所在,离开了真,就是虚假,虚假就谈不上美。美的事物,都必定符合客观实际,体现客观事物本质规律,即美必须体现为真。真先于美,真实性、真理性是美存在的客观基础。所以,法国艺术家罗丹认为"美只有一种,即显示真实的美"。医学审美评价的求真是人体美和医学美的重要内容,是对医学审美对象的必然规律的认识和判断。

在医学美学范畴中,善是指人们对医学美的对象所要求的符合社会功利的目的性。

凡是在社会实践中符合人类目的的事物，就是善的；反之，就是无价值的或恶的。美必须以真、善为前提，并且应该符合于真、善。这是因为审美活动作为人类社会实践的基本方式之一，医学审美评价的标准应当是形式与内容的相适应，应该是鲜明、深刻和独创性地表现医学审美对象所要表现的内容。总之，医学审美评价的标准是真、善、美的统一，三者缺一不可。

第二节　医学人体美学

人体历来被人们作为美的对象来研究、认识和表现。常言道："爱美之心，人皆有之"。当人体美成为人们研究探讨的对象时，就形成了人体美学。医学人体美学与人体美学，既相联系又相区别。医学人体美学是人体美学的一个子系统，同时又因本身具有独特的研究对象和研究方法，而形成了一门相对独立的学科。人体美与医学人体美分别是人体美学与医学人体美学中最基本的概念。

一、人体美的概念与构成要素

（一）人体美的概念

人体美是指人体在正常状态下的形体结构、姿势动作、生理功能的协调统一。人体美从广义上说包括人的身体、相貌、姿态和气质美，而狭义的人体美主要是指人的形体和容貌的形态学特征。人体美不仅是自然美，更包括社会和心理的美，是人的一种文化价值的显现。

（二）人体美的构成要素

黑格尔认为："自然美的顶峰是动物的生命美，而最高级的动物美正是人类形体的优美"。人体美是医学美学的基础和核心。具体来说人体美主要表现为以下三个方面：

1. 身材相貌比例协调与匀称　构成人体美的三大基本要素是人体的肌肤颜色（色彩）、人体的空间框架结构（线条）和人体的和谐与统一（比例）。色彩主要表现在皮肤和毛发上，是精神状态集中在容貌上的表现。人们常从水色、血色、气色三方面评价。水色方面，滋润、柔嫩、细腻、光洁、透明；血色方面，红润、红光，红晕；气色方面，喜悦、自然、健康。具有好的水色、血色、气色的人，常显得精力充沛，容光焕发，给人以健康靓丽的美感。毛发的色彩有地域差异，西方人金发碧眼，东方人呈现光亮乌黑的发色。人体的线条是由曲线和直线共同组成。直线给人以稳定感，在理性上偏于冷漠；曲线给人以律动感，在理性上偏于热情。人体通过线条特有的方向、力度和一定的空间规范，形成人体美的不同风姿，体现男性的"潇洒"和女性的"优美"，以展示富于活力的人体美。比例是指人体器官间的对比关系。我国关于人体比例的标准口诀：三停、五眼、立七、坐五、盘三半。色彩和线条是人体形式美的基础，比例则是这两者达到和谐的关键。

2. 姿态动作自然、和谐、优美　是人体美的重要表现，"相貌的美高于色泽的美，而秀雅合适的动作美又高于相貌美"是培根对于姿态动作美的评价。人体美不仅有形体的静态形式美，而且还有不同姿势动作表现的动态形式美。"坐如钟，站如松，行如风。"就是古人对人体姿势动作美的赞叹。

3. 气质风度雅而不俗　是人体外形美与心灵美的和谐与统一，是人内在修养的外在表现。人的容貌体形等外部结构是先天的，而气质风度则是后天获得的，是举止言谈等各种习惯长期累积所形成的一种较稳定的表现。美的气质风度应该是热情而不趋于轻浮，豪爽而不落于粗俗，潇洒而不流于傲慢，文雅而不失于娇柔，它既蕴含在形体之中，又通过形体表现在外，是人体活动时的一种内心体验和精神的本质。

（三）人体美的规范

美的人体除了形式美以外，还需要辅以美的质感、量感、光感、立体感和动感等，才能构成展示其风采和生命力的人体美。

1. 质感　质感是视觉形象中反映物质材料特征的一种审美属性。

2. 量感　量感是对物体本身大小的主观外在感觉，并非实际数量，是通过视觉判断人体整体或局部的量，取决于对象实际体积及周围的形态、曲线的影响。例如，鼻背线条和鼻面的外形稍有微小差异，给人的感觉却有驼峰鼻（鼻背过高）、希腊鼻（鼻背适中，美型鼻）和鞍鼻（鼻背过低）的区别，这就是量感不同造成的。要非常恰当地掌握量感，否则会适得其反。

3. 光感　人体所展示的视觉形象需要借助外在的光线才能充分显示出来，并受光源性质、光线强度、背景和受光面的影响。不同的光感，使人获得不同的审美感受。

4. 立体感　立体感是指不附着在任何背景之中，把对象完全在其立体性质中再现出来，从实体的前后、左右、上下都可以观察和触摸的立体造型。人体具有典型的立体形象，可从不同角度、不同距离去评价和欣赏，尤其是五官集中而极富立体对比性的头面部。

5. 动感　动感是一种一泻而下的态势，并非实际动作。例如眼、鼻、口在形成和发育阶段，既相互影响，又各自形成一定的形态；脸部的运动通过复杂的力学平衡来保持面部结构的动态稳定。容貌越美丽，动感作用越明显。

6. 轮廓线与雕刻度　轮廓线是构成立体的面与面相连的棱角状态，是使人体具有清晰轮廓的重要因素之一。雕刻度是指凹凸的强弱，即构成起伏度及各个弯曲轮廓线的状态和深度。如果一个人的轮廓线清晰、棱角分明、雕刻度准确恰当、有一定深度，那么这个人的容貌一定是美的。

二、医学人体美的概念与审美观

所谓医学人体美是指人的形态、结构、生理功能、心理过程和社会适应性、道德等各方面都处于健康状态下的和谐统一,是自然美的最高体现。是自然美和社会美高度和谐统一。

医学人体美具有特定的医学审美观及其标准,而且其内涵远比其他人体美要丰富得多,关于人体的医学审美观有以下几个特点:

1. 健康是医学人体美的前提 对人体来说,健康是美的基础,美是健康的外在表现。健康不仅是指生理上没有缺陷,也包括良好的心理状态和社会适应能力。

2. 生命活力是医学人体美的源泉 运动是生命的存在方式,也是医学人体美的内在因素。健康的人体在生命运动的新陈代谢过程中表现为现实的生命活力,即人体在生理、心理、社会和道德全方位的健康和谐。

3. 医学人体美的整体概念 凡是美的事物都遵循和谐匀称的美学原则,塑造人体美同样要遵循此原则。人体的和谐统一——整体美,集中表现在局部与整体、局部与局部、机体与环境、躯体与心理等对应关系的协调和谐上。

4. 医学人体美必须以科学为基础 医学美学研究人体美的过程和操作,都是在医学知识的基础上进行的。这里所谓的科学性,一是科学地抽测出人体美学参数,符合统计学原理;其次是实施手段先进,技术操作严谨,并富有创造性。

5. 医学人体美应与年龄相适应 人人都希望永远年轻美丽,然而人的衰老毕竟是生物学规律,任何一种美容方法都只能延缓老化的到来。例如:头部与身高之比,少年大于成人。少年身高比例约为 6 个头长,而年龄越小,头部所占的比例越大。因此,在修复和塑造人体美时,人的年龄因素是不可忽视的。

6. 医学人体美应与性别相适应 无论是容貌还是形体,男女之间都有着明显的差异性,这也是生物规律之一。从美学原则上看,男性以"刚"取胜,女性以"柔"见长。男性体形呈倒三角,上宽下窄,不平衡,宜于动;女性体形是正三角,上窄下宽,较为稳定,适宜于静。因此,在塑造人体美时,必须遵循男女有别的原则,避免"男子女性化"或"女子男性化"现象。

三、医学人体美学的研究内容

医学人体美学的研究内容包括:体形美学、容貌美学和皮肤美学三大部分。下面主要介绍体形美学和容貌美学。

(一)体形美学

体形是指除头面部外,躯干和四肢的外形特征和体格类型。骨架、发育和脂肪累积程度是构成体形的三大基础。美的体形可用 16 个字概括:身高适度、比例匀称、线条流畅、内涵饱满。

（二）容貌美学

容貌是指人的头面部与五官的结构形态、质感、轮廓及其神态和气色。容貌美是人体美最重要的组成部分，容貌集中体现了人体美的个性，是人体审美的中心环节和对象，是评价人体整体形象美的最主要部分。

1. 容貌美的标准

（1）五官端正，眉、眼、鼻、唇等与颜面型和谐统一。

（2）颜面部的比例适宜和谐。

（3）容貌的各器官轮廓清晰、富有立体感。

（4）颜面皮肤色泽红润、无皮肤病。

（5）双唇自然闭合，微笑时不显露齿龈。

（6）面部双侧对称，颧、颊部及腮腺咬肌区无异常肥大及凹陷。

（7）颏唇沟明显，侧貌观鼻、唇、颏突度适宜。

（8）牙齿洁白，牙列整齐，咬合关系正常。

2. 容貌美的特征 当人们进行人体审美时，首当其冲的是容貌美不美。容貌的决定因素是头发色泽与质地、面部形态及其肤色、五官分布位置及其形态等因素的完美、和谐与统一。

人体比例是指人体器官间的对比关系，美的比例是实现人体框架各部分和谐的根本。容貌美的比例关系在不同历史时期有不同的审美观。东西方因人种的差异，也没有绝对统一的人体比例标准。

（1）中国古画论中的"三庭""五眼"容貌美的特征（图 2-1）。

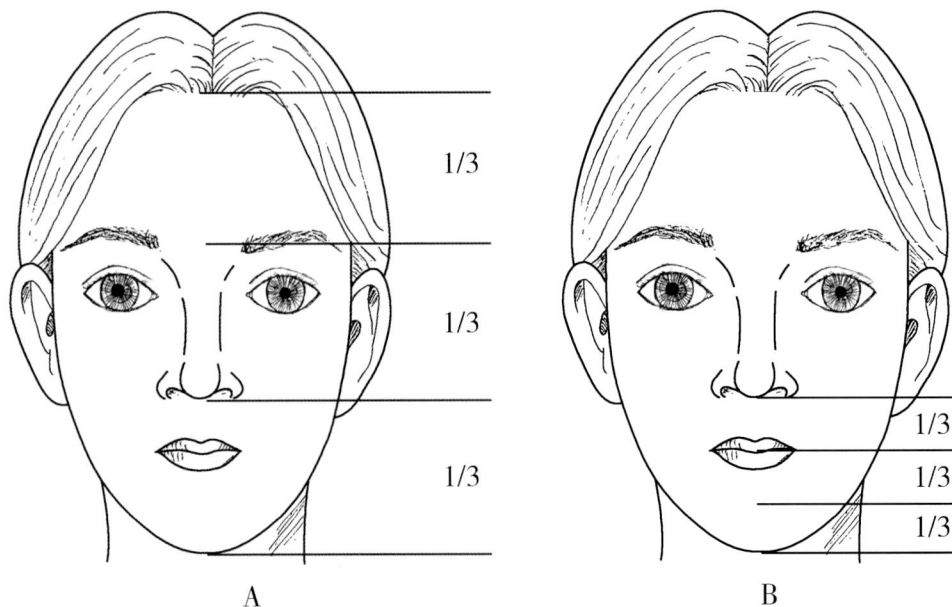

图 2-1 面部三停

A. 大三停 B. 小三停

大三停:一停是发缘点(发际线)至眉间点;二停是眉间点至鼻下点;三停是鼻下点至颏下点。

小三停:一停是鼻底至口裂;二停是口裂至颏唇沟中点;三停是颏唇沟中点至颏下点。

五眼:指面部宽度在眼睛水平线上应具有五个眼的宽度:即左眼宽,右眼宽,左右眼内眦间距宽,左右眼的外眦至左右耳廓处各为一眼宽(图2-2)。

侧面"三停":以耳屏中点为圆心,耳屏中点到鼻尖的距离为半径,向前画圆弧。此法可以一目了然地观察人的侧貌形态。美貌的人,其发缘点、鼻尖点、颏前点均与圆的轨迹吻合。还可观察额的前伸后退位置(额最突点恰好落在圆弧上,称为美容额),又可较精确地判断鼻背线的高低曲直(图2-3)。

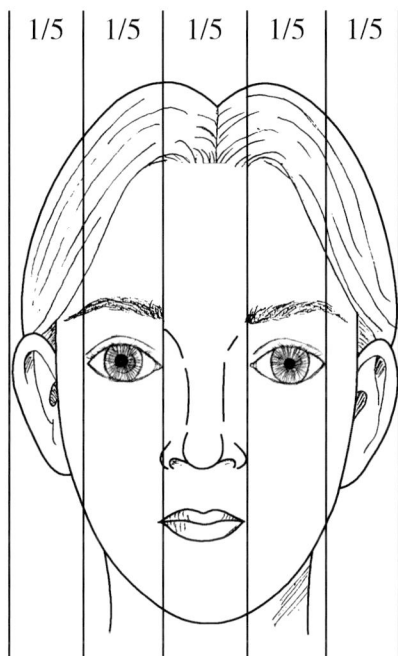

图2-2　面部五眼

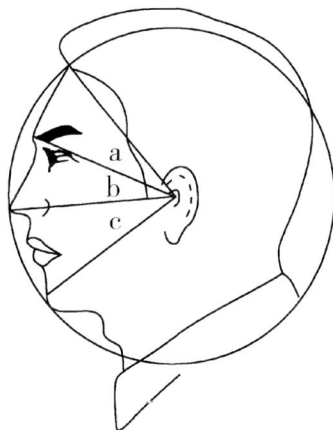

图2-3　面部侧面三停

(2) 容貌的黄金律特征:如果说人体的形式美有什么规律可以遵循,那么0.618这个奇妙的数字就是迄今表达人体美规律中最有代表性的数学参数。我国学者孙少宣、彭庆星研究黄金律在医学美容中的应用价值时,提出了人体美是黄金律天然集合的论点,总结了人体结构中有18个"黄金点"、15个"黄金矩形"、6个"黄金指数"和3个"黄金三角"。其中与人的面容有关的共26个,占65%。当正视一个人微笑时所露出的牙列时,如果从中线开始,每个牙大约都是它前面牙齿大小的60%,或者精确地说为0.618时,那么这个微笑会给人以愉悦的美感(图2-4)。

(3) 面部容貌审美平面特征:审美平面又称美容线。面部侧面轮廓中,鼻、唇、颏三者的协调匀称,在容貌美学中占有重要地位,历来受到口腔医学和整形外科学界的重视。面下 1/3 形态最富有变化，最能体现个性，与容貌美的关系最为密切。一些学者设计了各种方法，通过鼻、唇、颏软组织的相互关系来评价人的侧貌，其中有代表性的是 Ricketts 审美平面和 Steiner 审美平面：①Ricketts 认为面型良好的白种人，其上、下唇均位于该平面后方，上唇更靠后些；黄种人上、下唇恰及平面；黑种人上、下唇向前突出于该平面。②Steiner 审美平面是从鼻尖至人中 S 形曲线的中点与软组织颏前点相连构成的假设平面。许多学者认为美的容貌应是上下唇突点与该平面接触，若超前或后退过多，则视为异常或不美（图 2-5）。鼻唇颏关系的协调在中国美貌人群中的表现为：双唇位置均处于审美平面之后；下唇相对靠前，上唇相对靠后；深度适当的颏唇沟显示出轮廓清晰的颏形态。

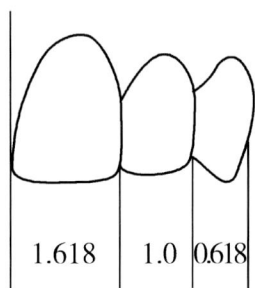

图 2-4　上前牙黄金比例

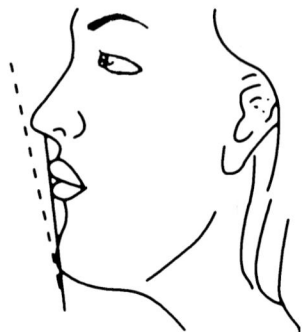

图 2-5　审美平面

虚线代表 Ricketts 平面，实线代表 Steiner 平面

（4）面部其他比例关系：除前述比例关系之外，面部其他部位的比例关系如下：①面中宽度（颧突间距）等于面下宽度（下颌角间距）的 1.3 倍；②瞳孔至口裂间距等于鼻底至颏底间距；③口角位于虹膜内缘垂线上；④由双侧颧突上点与颏点组成的三角形，男女三条边之比均接近 1 : 1，近似等边三角形；⑤颧部形态为一斜向后上方的椭圆形；⑥下唇红与皮肤交界处于面下 1/3 的中点。从以上比例来看，如果面部各部分的相互关系达到或接近这些标准，则显得容貌美丽端庄、匀称协调。如果和这些比例相距较大，就会显示容貌的某一部分缺陷。

四、医学人体美的形态学研究方法

医学人体美的研究方法涉及人体解剖学、形态学、生理功能学、心理学和社会学等许多领域，其中形态学是基础。

（一）观察法

医学人体美研究的观察法，是研究者采用直观形式，有意识、有目的、有计划地对人体美的各个侧面或其整体进行一系列感性研究活动，从而大量收集其感性材料，系统描述人体美特征的一种经验研究方法。可分为个体观察、群体观察和分类观察三种。

1. 个体观察　是指对现实生活中某一特定的典型个体之美进行局部或整体的观察，从而认识其美貌特征。适用于对美貌个体的个案性研究。

2. 群体观察　是指对一定范围内社会人群的美学共性特征的观察。其范围可以是一个家庭、一个城市、一个村庄、一个学校或一个地区。

3. 分类观察　是根据观察的需要，将社会人群划分为不同类别以比较观察其美的共性和差异性，例如按性别、年龄、地区、种族、国度等分类观察。

（二）测量法

在医学人体研究中的测量方法主要用于人体形态美的研究，其主要方法有直观计量法和影像测量法两类。

1. 直观计量法　主要采用各种传统计量工具对人体不同部位进行直线、弧线、角度、弧度、面积、重量等点、线、面之间比例关系的测定。

2. 影像测量法　主要是运用各种影像技术来研究人体形态美的方法，包括照片测量法、X线头影测量分析法、云纹影像测量法、立体摄影法。

（1）照片测量法：指依据照片上被测对象的面部整体认识为前提，研究颜面部各部分比例及形态结构特征。

（2）X线头影测量分析法：主要是测量X线头颅定位照相所显示的影像，对颅面部各标志点、连线、角等进行美学测量分析。

（3）云纹影像测量法：又称立体测量法，其原理是利用光线投射在凹凸不平的物体上而产生的一种变形光栅原理，这种光栅反映了物体表面的三维立体结构信息。

（4）立体摄影法：是立体摄影技术在人体形态美研究中的应用。由于该设备昂贵，一直以来未能成为常用的研究方法。

（三）人体解剖学方法

欧洲文艺复兴时期，意大利的艺术大师达·芬奇首先使用此方法研究人体美，提出了"人休是大自然最美的东西"的著名论断，而且这种方法一直以来成为人体美学研究的常用方法。

（四）计算机图像处理方法

随着计算机应用的日趋普及，采用最新现代技术图像的计算机数字处理，是建立在高精度控制框架的基础上，用照相机从不同角度摄取立体图像，技术处理后输入计算机做统计分析。此法可实现美容手术方案设计、手术效果术前模拟、模型参数自动测量、图像存储美学分析等功能。

（五）科学抽象思维法

医学人体美学研究中，运用社会调查和各种科学实验方法，得知各种人群的人体参数，经过科学逻辑思维、从众多参数中科学地抽象出其美学参数和规律。以供医学美学及医学美容学研究参考。

第四节 医务人员的审美修养

医者仁术,贵在医德。医务人员的职业道德即医德,是医务人员应具备的思想品质,是医务人员行为规范的总和,是指导医务人员从事医疗活动的行为准则。现代法律更是对医务人员的责任、义务和道德规范作出了规定。

一、医务人员审美修养的主要内容

医学审美修养指医学美学工作者在医学美学思想和理论指导下,通过学习和医学审美实践活动等途径,在审美意识、审美能力、审美品质、审美创造等方面,进行自我教育和自我改造的过程。

1. 树立正确的审美观 审美观是人们在审美活动中形成的关于美、审美、美感、美的创造等问题的基本观点。医务人员要把坚持以人为本的思想理念、提高服务意识、强化医疗行为规范,上升为自身的理想追求;把高尚的医德观念和审美情感有机融合在一起,将美学知识、职业美德、修养融合到医疗实践中,为维护患者的生命健康和提高生命质量服务。

2. 提高医务人员的审美素质,增强医学审美能力 医务人员的审美素质关系到自身以及医院的形象,是和谐医患关系不可缺少的内在修养。加强医学审美培养和训练,提高医务人员的医学审美鉴赏力和创造力,努力构建"以美的服务为主线,以健康为中心,以人为本"的模式,提高社会群体健美水平和质量,满足现代人的高层次要求。

3. 构建和谐的医患关系 医学美学工作者要给患者提供满意的医疗服务,关心爱护患者,充分尊重患者的人格和知情同意权利,增进沟通,互相尊重和理解,共筑医患关系的和谐。

4. 塑造完美人格魅力 社会的进步与发展要求医务人员不但要有高超的医疗技术,较高的审美能力,还促使医务人员要有较好的内在修养,文明优雅的言谈举止、良好的道德风貌、高尚的情操,以及心理生理、智力意志等方面有全面的发展。

二、医务人员的外在美

医务人员的外在美是指医务人员本人的言谈、举止、仪表、风度的美等,主要表现为仪表美、语言美和行为美。

1. 仪表美 仪表是人的衣着、举止、风度、气质、表情等因素的体现。判断一个人的形象,往往最先从其仪表开始。医务人员的职责是对美的维护和创造,其仪表理当与高尚的职业形象相适应,要求服装整洁、合体,表情亲切、自然,不卑不亢。

2. 语言美 语言美是指医务人员在行医过程中,对待患者要使用礼貌性、安慰性、解释性和医疗保护性语言,力争做到准确、简洁、感情丰富、通俗、幽默、语气真诚,尽量体现出同情与体贴,使患者感到安慰与鼓励,体现语言艺术的魅力。

3．行为美　行为美是指医务人员应动作轻柔、举止庄重、技术娴熟、恪守医德、任劳任怨、坚持原则、不谋私利等。

医务人员的外在美与医学人员的综合素质和职业态度有关,能在一定程度上体现医务人员的精神面貌、素质和修养,能给患者以踏实可靠的感觉;否则容易给患者造成一种不安全和不信任感。

三、医务人员的内在美

医务人员的内在美是在医疗活动中所表现出来的内心世界的美。它要求医护人员要有崇高的人生理想,高尚的道德品质,强烈的职业责任感及对工作一丝不苟的认真态度,同时以满腔的热忱,精湛的诊疗技术,全心全意为患者服务,使患者在得到医疗服务的同时,深切感受到真、善、美的情感。

1．科学的人生观　医务人员是社会的一员,要实现自我的价值首先需树立科学的人生观,正确认识和处理好个人与社会的关系,始终坚持全心全意为人民大众服务的基本思想,把大众的利益放在第一位,锐意进取,与时俱进,勇往直前,以坚定的信念、乐观的态度,用自己的学识来增进人类的利益。这也是对医务工作人员内在美的首要要求。

2．崇高的理想　理想是一个人的志向、抱负和信念,是人生观和道德观的表现,只有崇高的理想才是美的。医疗卫生工作是崇高而伟大的工作,它的崇高与伟大表现在:其一,医疗工作是重塑生命活力的工作,而人的生命是最宝贵的;其二,医疗活动是为遭受疾苦无助的人提供帮助的;其三,医务工作者为患者提供的各种服务大多是平凡枯燥的琐事,要长期从事这些繁琐重复的工作,必须要有令人敬佩的敬业精神和高尚品质。而崇高的理想正是忠诚医疗卫生事业的内在动力,它能唤醒医务人员的良知,激发他们的责任感,使他们在医疗活动中有正确的方向。同时,崇高的理想赋予医务人员正确的道德标准,使他们在追求崇高理想的过程中能自觉不断地纠正自己的行为,从而更加坚定地促使自己努力求真、求善、求美。

3．高尚的道德品质　道德品质实质是社会道德现象、道德规范在个人身上的具体体现。对医务人员有如下要求:在吸收一切优良传统医德的基础上,树立符合时代和医学发展需要的职业观和医德观;热爱本职工作,坚守职业道德,加强医护协作;强化为保障人类身心健康勇于献身的高度责任感;坚持医学人道主义,关心和同情一切服务对象;以服务对象和人类身心健康利益为重,不辞辛苦,不怕牺牲,忘我工作。

4．高度的敬业精神　敬业精神即一种为事业、为理想奋斗和献身的精神。它要求医护人员在工作中将自己的心灵和整个医疗事业融合起来,以强烈的求知欲望、刻苦钻研的精神,对自己所从事的职业进行孜孜不倦的追求。

5．强烈的责任感　责任感是人体验到一种道德上的责任与义务感。医疗服务质量的好坏,直接关系到患者的生命安全,也涉及每一个家庭的悲欢离合。因此,医务人员应深刻认识自身的社会责任,在医疗实践中,自觉地从道德规范的最佳原则出发,以高度负责的精神,努力完成自己的使命,以满足患者心理、生理上的需要,让患者在医务人员的高度责任感中获得信赖和安全感,以促使生命延续,减轻痛苦,促进健康。

总之,社会需要具有良好的医德医风、精湛的技艺、和谐的人际关系,特别是具有创新精神、能力强、有作为的高素质的医务工作者。

练习题

1. 医学美学的概念及医学美学的研究对象和任务是什么?

2. 医学审美评价的标准是什么?医学美感的概念、特征。

3. 人体美的基本要素、规范是什么?容貌美的特征是什么?

4. 医学审美环境是什么?建设要求有哪些?

5. 医务人员应具备的哪些美学修养?

（徐流亮）

第三章 口腔医学美学基础

第一节 口腔医学美学概述

一、口腔医学美学的发展史

口腔医学与美的关系非常密切。通过研究人类原始的装饰品及对口腔保健和龋齿的最初认识，就会发现其中孕育着朦胧的美学哲理。

石器时代的人类用兽牙及石质制作的"牙形项链"反映出牙齿在造型上美观别致、质感上玲珑剔透、色彩上鲜明调和的美学特征，早就和人类质朴的审美趣味融汇在一起。《庄子·杂篇·盗跖》说："唇如激丹，齿如齐贝"。贝是一种货币，以贝喻齿，足见牙齿的重要性。

自古以来，人类就懂得人体美必须牙齿美，用杨柳枝条打扁成刷状洁齿或揩齿布揩齿是维护口腔健美的两种古老方法。而用"牙刷"洁齿使口腔健美得到进一步维护。人类历史上第一把具有现代外形的牙刷是英国伦敦皮匠威廉·艾迪斯于1770年发明的，他将猪鬃切断绑成小簇，一头涂上胶，嵌到骨头上的小孔中。

牙齿的缺失不仅影响咀嚼和发音，同时也影响了面容的健美，我国很早就研究如何恢复牙齿的外形及用义齿替代缺失的牙齿。欧洲在18世纪才有人将人牙、河马牙、象牙、牛骨等制成义齿修复体。

牙齿美容的发展亦由来已久。口腔中药美容在12世纪得到发展，金元时期的《瑞竹堂经验方》收载了用于唇齿美容的"刷牙药""沉香散""神仙光唇散"等，均涉及口腔美容。

综上所述，口腔医学审美思想的历史源远流长，这些逐渐发展起来的护齿、美齿的方法和朴素的审美观念，奠定了口腔医学美学思想的基础。

二、口腔医学美学的概念与形成背景

口腔医学美学是医学美学的一个重要分支,是一门以口腔医学与美学的基础理论为指导,遵循医学审美规律,应用口腔临床诊治技术,维护和塑造口腔颌面部的功能和外形,增进口腔颌面部的健美,提高人的整体生命活力和生命质量的新兴学科。

(一)健康观念的更新促使人们考虑口腔医学中的美学问题

世界卫生组织的宪章指出:"健康是躯体上、心理上和社会适应上的一种完美状态,而不只是没有疾病和衰弱现象"。口腔科就诊的患者不再仅仅是为了解决功能的问题,越来越多的人因为美学原因前来就诊,这些都促进了口腔医学美学的起步和发展。

(二)医学模式的转变引导口腔医学适应人们对美的追求

1977年Engel倡导的"生物—心理—社会"医学模式理论给现代医学带来了根本性的变化。口腔医学适应人们对美的追求,与美学结合而形成口腔医学美学,满足了人们高层次的健康需求。

(三)医学技术的发展为口腔医学美学的起步提供了条件

立体摄影、云纹影像、计算机图像技术等使口腔医学美学的基础研究更加具有科学性与客观性;口腔种植技术的出现为口腔修复的美学效果带来了革命性的变化;各种美白技术的发展使拥有灿烂笑容的需求变得更加简便易行。

(四)美学向应用领域的广泛渗透加快了口腔医学与美学的结合

美学的介入提高了医学美容效果,符合人们不断提高的审美需求。口腔医学美学理论离不开美学的基本原理,口腔医学美学临床实践必须遵循形式美的规律。

三、口腔医学美学研究的意义

近年来,口腔医学美学的研究逐步深入,在维护人体颌面部结构、形态、功能以及增进人类口腔颌面健美方面具有重要的指导意义。

1. 将人类历史发展过程中不断丰富的口腔医学审美观念逐步系统化。

2. 从美学角度,在理论上充实和完善口腔医学的学科体系,丰富口腔医学内涵并推动口腔医学向更高层次发展。

3. 在实践上将美学基本原理和口腔医学美学研究成果逐步运用于临床,以达到既符合生理生物学要求又符合美学规律的治疗效果。

4. 加强审美教育,提高口腔专业医务人员的审美能力和美学素质,更好地指导医疗实践、提高技术水平。

5. 在口腔医学美学基础理论研究中,获得了大量有价值的美学参数,为术前诊断、术中设计及术后评价提供了客观依据,体现了现代口腔医学"科学+艺术"的特征。

四、口腔医学美学的研究范畴

口腔医学美学的研究范畴需从横向（主要内容）和纵向（审美层次）两方面进行界定。

（一）口腔医学美学的主要内容

1. 理论研究 口腔医学审美思想的历史起源；口腔医学美学的研究对象、研究方法；口腔美容医学专科建设的模式；口腔美容医生的知识体系；口腔专科医院美学管理理论等。

2. 审美心理研究 口腔医学美感的直觉性、愉悦性和功利性特征；口腔美容患者的心理教育、心理咨询和心理治疗；正颌、整复外科患者和正畸、修复患者的求医动机和心理障碍的分析与调整；口腔医学审美心理的共性与个性。

3. 基础研究 美貌人群牙、颌、面结构的定量参数及其数学依赖关系；黄金分割律及形式美法则在口腔颌面部的解剖学特点和生理学功能的基础研究。

4. 应用研究 正颌外科、口腔颌面整形外科、口腔正畸科、口腔修复科及牙体疾病的各种美容修复。口腔医学美学应用研究具有明显的艺术性特征，口腔颌面部处于人体特殊而重要的解剖位置，决定了口腔医学各分支学科几乎都与美学有关。

5. 其他综合应用研究 口腔医学工程与技术美学，口腔劳动卫生美学与工效学管理，口腔预防与口腔护理美学，口腔美容新型器械、材料和药物的研制等。

（二）口腔医学美学的审美层次

1. 功能美层次 功能本身具有美的属性，是美的基本层次。

2. 形式美层次 形式美即构成事物外形的自然因素有规律的组合所呈现出来的审美属性，包括以下两层涵义：

（1）美的内容外部表现形态：前牙修复时人工牙大小、形态、色泽与面型、性别、肤色、体型之间的协调性等都成为医患双方共同关注的问题。

（2）美的事物本身具备的装饰成分：以全口义齿修复体为例，带有明显的工艺性特征，色彩、质感、形态应趋于逼真，磨光面光洁明亮，人工牙排列对称，在静态中体现出动态之美。

3. 理性美层次 理性美虽然也是通过感官接受信息反映到意识中去，但是不那么直接和迅速，不像感性美那样只要凭审美直觉就能得出结论。与审美主体的想象力、理解力、逻辑思维能力关系密切，并非人人都能领略和感受到。

五、口腔医学美学的美学价值

（一）解剖生理学角度

口腔颌面部是影响容貌整体的重要部分，上下颌骨的形态决定着面貌和面型。面下部结构的差异也体现个性特征，其中颏的变化与美容关系十分密切。

颌面部有结构特殊、种类丰富的表情肌，颌面部的皮肤薄而且感觉敏锐，这些都能在特定状态下表现感情和内心活动，为颜面部美感奠定了生理学基础。

（二）心理学角度

在人类的文化和社会活动中，口腔颌面部的美观对人的魅力有很大影响，美好的面容常受到赞赏，而一旦面貌有缺陷，人们可能会在无形的压力下产生心理障碍。

（三）造型艺术的特点角度

口腔临床医疗，既是一种科学实践又是一种艺术实践。口腔医学的诊疗内容，无论是牙列缺损、牙列缺失的修复，或者是牙齿错位畸形的矫治和口腔颌面部各种外科手术，都可以看成是在三维乃至多维空间中的人体造型艺术。

第二节 口腔医学中的数学美

一、圆

古希腊数学家、美学家毕达哥拉斯说："一切立体图形中最美的是球形，在一切平面图形中最美的是圆形"。

人体口腔颌面部的结构和功能充满了圆的概念，体现了圆的科学美价值。1890 年 Ven Spee 发现，从下颌尖牙到最后一个磨牙之间的所有颊尖的连线是一条曲线，由此建立了𬌗曲线（图 3-1）的概念。在新萌出恒牙的牙体结构上，切缘与𬌗面均由圆的曲面构成，每个牙尖的四周，每条嵴的两面与每条沟的两侧均呈曲面形态。正是这些曲面形态，使下颌运动呈曲道进行，既减少了功的消耗，又增加了工作面，最大限度地完成了对食物的研磨，还有助于口腔的自洁作用。

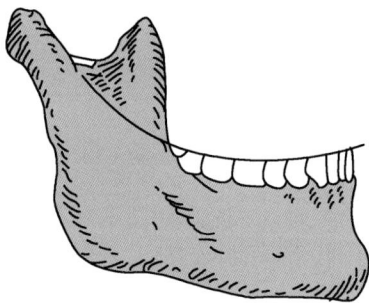

图 3-1 Spee 曲线

在牙体疾病的治疗中，尤其是邻面接触点形态的恢复，应使其成为两个球面的接触关系，牙冠𬌗面雕刻成形时，应保持尖、嵴、窝、沟结构中合理的曲面形态，全口义齿𬌗平衡理论中，髁道、切道和牙尖工作斜面均为同心圆上的一段截弧。

二、三角形

三角形是数学最基本的内容之一，给人以庄重稳定、昂然崇高的美感，它的美学功能曾被历代科学家和艺术家所利用。

三角形在口腔医学中具有独特的审美意义。Bonwill 于 19 世纪末论述了人类下颌骨和下颌牙弓符合等边三角形的结构，其三个角分别由两侧髁突的中心和下颌中切牙的近中接触点构成（图 3-2），边长约为 10.16cm，这一重要的功能参数至今仍指导着颌骨畸形、颞下颌关节成形等外科手术。全口义齿的制作与选磨均力求达到三点接触的前伸和侧方平衡𬌗，这三点组成的三角形是取得非正中𬌗平衡的最低要求。

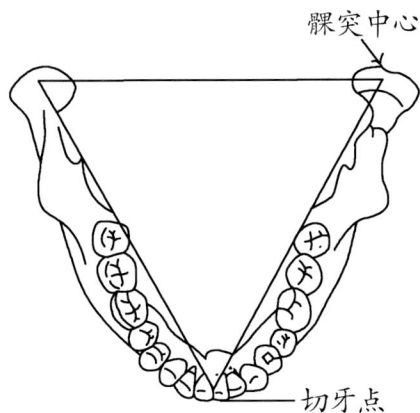

图 3-2 Bonwill 三角

三、模糊论

美国控制论专家 L.A. 扎德于 1965 年提出了一种理论,试图用数学逻辑来解释现实社会中大量存在的、概念不清晰甚至模糊的现象,即模糊数学理论,简称模糊论。

在对容貌美和牙齿美的评价上,有着许多习以为常的模糊性语言,如"五官端正""眉清目秀""明眸皓齿""牙似排玉""齿如编贝"等。

在义齿制作中,基托上牙根突度、腭皱襞和切牙乳头的再现、前牙唇面发育沟和后牙尖、嵴、窝、沟的成形等都应考虑患者的年龄、余留牙的解剖形态特征、磨损程度等因素,若机械地追求解剖学结构的准确恢复,制作的修复体形态呆板生硬,反而失去逼真而显得不生动,只有那种过渡平缓、沟窝点隙结构似有似无的朦胧状态才能产生逼真的美感。

四、黄金律与$\sqrt{2}$规律

1. 黄金律　　0.618 的比例就是黄金律(详见第一章第四节)。

2. $\sqrt{2}$规律　　$\sqrt{2}$规律源自日本,曾被广泛应用于绘画和建筑艺术中,后被口腔界学者引入容貌美学研究。在设定虹膜宽度为 1 时,面容美丽者颌面部各器官存在着一系列以$\sqrt{2}$为基数的递增关系。上唇缘距颏下点为$(\sqrt{2})^4$、眉距下唇缘为$(\sqrt{2})^6$、面宽度为$(\sqrt{2})^7$、虹膜宽度:上颌中切牙宽度:上颌前牙总宽度 $= 1:\sqrt{2}:4$、上颌前牙总宽:瞳孔间距:外眦间距 $= 1:\sqrt{2}:2$。临床上选择全口义齿人工牙大小时,可以考虑利用以上公式推算。

第三节　口腔色彩学

一、光色理论

(一)光源与光谱色

1. 光的认知　　没有光就没有色,光是色的源泉,色是光的表现。

通过棱镜片透光实验(图 3-3),牛顿推论色彩来源于光,他将光谱定为七个基本颜

色:红、橙、黄、绿、青、蓝、紫。物理学家托马斯•杨在牛顿的实验基础上,证实仅需要红、绿和蓝三种色彩混合就能产生白色光,红、绿、蓝被定为光原色。

2.可见光和光谱 光是属于一定波长范围的电磁辐射,其中能被肉眼感知的可见光由波长范围380～780nm的电磁波构成。电磁波除可见光之外,还包括红外线、紫外线、X射线、γ射线等,其区别在于波长和频率不同,因而具有不同的特性,人们根据它们不同的特性,将其应用到生活、生产、医疗、军事等领域(图3-4)。

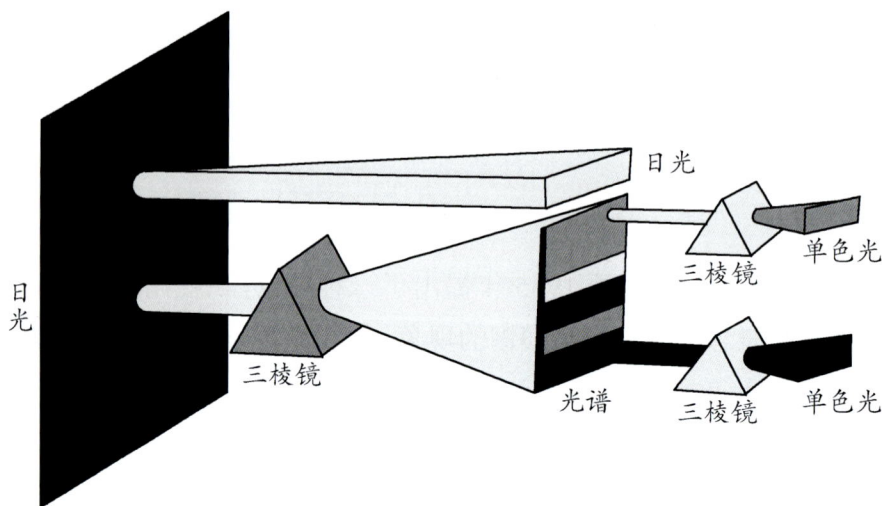

图 3-3　光的色散示意图

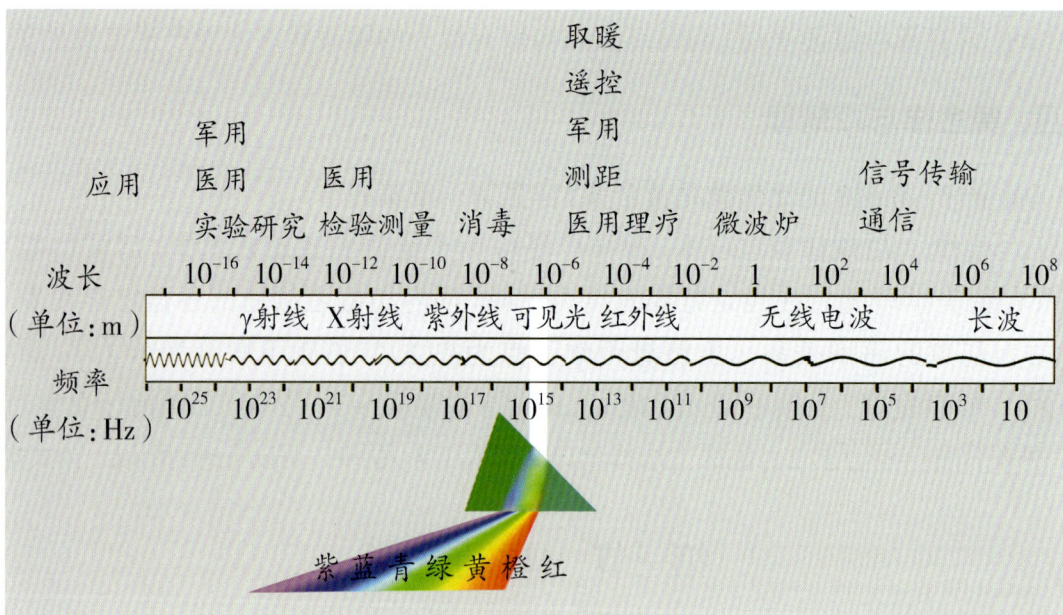

图 3-4　电磁波频谱及可见光分解

3.光源 光源是指本身会发光的物体,大体上可分为自然光源和人造光源,像太阳、电灯、烛火等。自然光源受自然气候条件的限制,光色瞬息万变,不易稳定,如最大的自然光源太阳光,在晴天时,阳光的感觉偏蓝;在夕阳西下时,又明显偏橙黄色。人造光源则大多是模仿太阳光源，如各种电光源和热辐射光源等。

（二）色彩视觉

视觉是辨别外界物体明暗和颜色特征的感觉。对于人来说，色彩是光的一种视觉特征，是眼分辨各种不同波长的光的一种反应。

1. 感觉色彩的过程　光线由光源产生后，直接或由物体反射进入眼睛。眼睛将光的刺激信息传入大脑的视觉中枢，产生对光和色彩的知觉和反应，这样的过程才是一个完整感觉光和色彩的过程（图 3-5）。我们对光线明暗的反应比对色彩的反应更灵敏。超强的光会破坏有彩视觉；过弱的光同样也不能形成有彩视觉。适中而明亮的光照才是有彩视觉形成的条件。

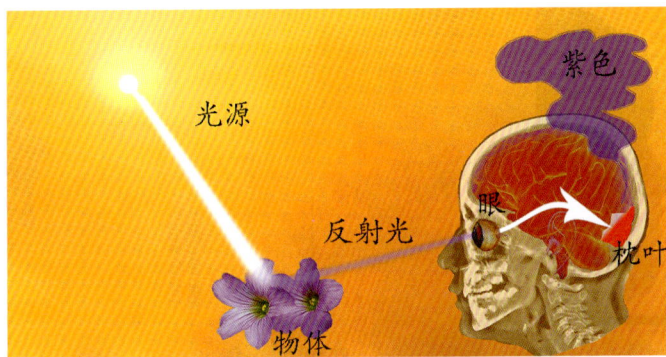

图 3-5　色彩视觉产生过程

2. 视觉现象　信息通过眼睛传递给大脑，大脑再根据以往的经验，对其附上自己理解的含义，我们看到的往往是自己建构的现实。

（1）暗适应和明适应：人从亮处进入暗室时，眼睛的感色细胞因忽然失去足够的光线而无法感色，眼睛会暂时看不见东西，经过约 3～5 分钟，视觉敏感度才逐渐增加，恢复了在暗处的视力，称为暗适应；相反，从暗处初来到亮光处时，最初只感到耀眼的光亮，不能看清物体，只有稍待片刻才能恢复视觉，称为明适应。

（2）色彩的心理恒久性：当光线微弱或是光源有明显色彩偏差时，我们还是可以辨认物体原来的色彩。在黄色的灯光下，虽然白纸已经受光线影响而成为黄色，但你仍觉得是白纸，这说明我们在感觉色彩时，不只是靠视觉器官，更受到记忆和经验的心理影响，这种现象在我们感觉色彩时非常重要，称为色彩的心理恒久性。

（3）后像：当我们凝视一样东西 5 秒之后把眼睛闭起来，会留下刚才看到的东西的影像，这种视觉持续的现象，称为后像。后像分为正后像和负后像两种。正后像是一种与原来刺激性质相同的感觉印象，负后像则是一种与原来刺激相反的感觉印象即颜色的补色。红色的互补色是绿色，蓝色的互补色是橙色，黄色的互补色是紫色，互补色的原理在配色运用时非常重要。

（4）视觉直觉：人看到某一物体时，头脑立即会得到一个最简单的可能含意与事物相配合的感觉，这就是人类视觉中最基本的直觉原理。

（5）图 - 底关系：眼睛看到的三度幻觉空间的中心称为视觉中心。图 - 底关系是指在视域中那些形从背景中凸显出来构成的视觉中心，即"图"；而另一些形仍留在背景中作为"底"。在著名的彼得 - 保尔高脚杯投影中：当你盯住杯子，杯子好像突了出来，黑色部分隐退到后面；而当你看着两个黑色面孔侧貌，白色部分则仿佛退缩到后面（图3-6）。

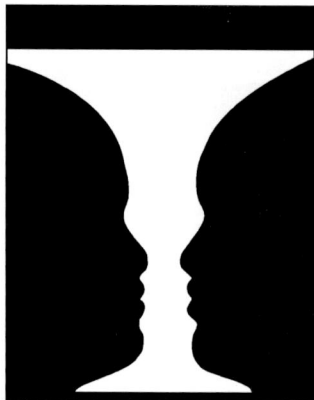

（6）参照环境：物体所处的环境不同，影响着人们对物体的大小感觉（图3-7）。就色彩而言，也存在着参照的问题，周边环境是色彩感觉中重要的参考框架。

图 3-6 彼得 - 保尔高脚杯
展示的图 - 底关系

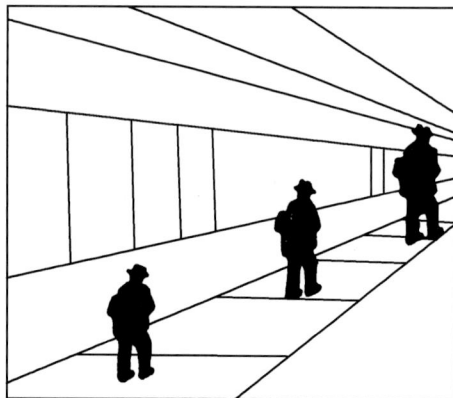

图 3-7 参照环境影响对物体大小的判断
一样大的三个人在不同参照环境中显得
大小不同。

（7）同步对比：补色作用不仅在看过以后出现，而且在长时间看的过程中就已出现，刺激色同时引起了与之相反的微妙感觉，这种现象属于视觉原理中的同步对比。两个对比色放在一起看，"同步对比"达到极端，这种色彩搭配看上去很不舒服，格外刺眼。

同步对比对明度也适用，其规律是对色彩的知觉受到围绕该色的互补色色度和明度的影响。鲜、浓的颜色比淡、暗的混合色所受的影响小，小面积色彩比大面积的颜色更容易受感觉的影响。中等明度的灰色在白色背景下看起来深，在黑暗背景下看起来淡。

（8）边界对比：当两个以上的色带接近时，其相邻的边缘颜色发生变化的现象，称为边界对比。其规律是与深色带相邻的边缘显得明亮；而与淡色带相邻的一边显得黯淡。

（9）轮廓对比：在一张白纸上画两个同样的圆，在其中一个圆的外边稍画上一圈窄的阴影，两者相比之下，带阴影的圆显得特别突出。这种视觉幻觉早在几千年前的东方就已应用在绘画和陶器上，用以加强某物体的明亮度。

我们在修复工艺中，可将上述几种视觉现象巧妙地加以利用，解决修复体美观的一些疑难问题。

3.形象错觉

（1）线段长短的错觉

1）横竖线等长时，竖线显得比横线长：这是因为看垂直线时，眼睛是上下运动；看水平线时，眼睛是左右运动。由于眼睛上下方向运动要比左右方向运动费力些，所以就觉得垂直线长些。

2）附加物影响线段长短的错觉：著名的缪勒-莱尔错觉是指两条等长的线段，由于附加的箭头方向不同，看上去箭头向内的要长得多（图3-8）。

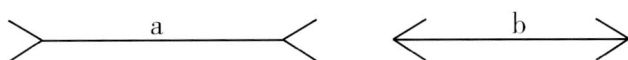

图3-8　缪勒-莱尔错觉

a＝b，但显得a＞b。

（2）线段平行的错觉：两条本来平行的线，由于受上下弧线和折线的影响，使人分别产生了两条直线中间凸和中间凹的感觉（图3-9）。

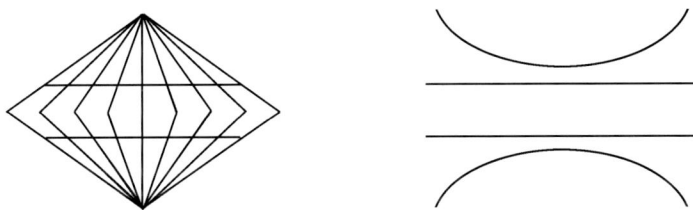

图3-9　线条平行错觉

（3）角度大小的错觉：附加线条构成了视觉上的一种诱导物，造成了实际上相等而视觉相差的错觉（图3-10）。

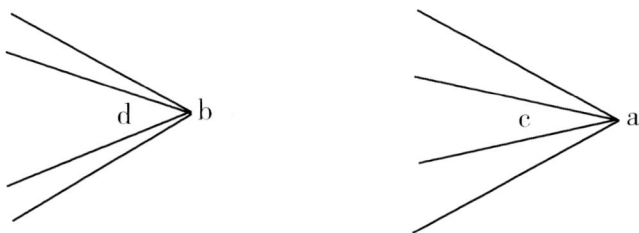

图3-10　角度错觉

角a＝角b；因角d＞角c，显得角b＞角a。

（4）面积大小的错觉：由于光、形、方向、位置等影响，使得同等面积的物体显得不等。

1）方向的影响：倾斜或重叠显得面积大（图3-11）。

2）位置的影响：同样面积的物体，近者显得大，远者显得小。如果相同物体前后放置，并位于一条直线上，就会产生一种"渐变错觉"。

3）分割的影响：同一面积分割越多，内白越小者，面积显得越小（图3-12）。

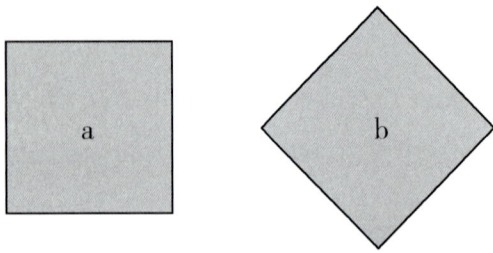

图 3-11　方向引起的面积错觉
a＝b，但显得 a＜b。

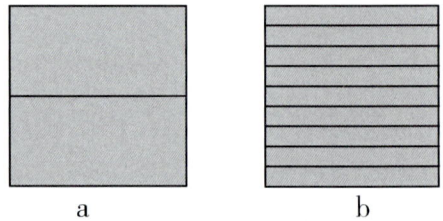

图 3-12　分割引起的面积错觉
a＝b，但显得 a＞b。

4）对比的影响：宽度与长度相比，长度小，显得宽；长度大，显得窄。

5）材料和物体表面结构不同的影响：物体对光反射量越多，方向越一致，就显得越大，越凸出；反之越小，越后退。同一物体因表面纹理和凸度不同，光反射方向亦不同，表面纹理越多，越不规则，光线反射方向差异就越大，因而物体显得小而后退。

（三）三原色理论

1. 原色、间色、复色

（1）原色：色彩中不能再分解的基本色称为原色。原色能合成出其他色，而其他色不能还原出本来的原色。

色光三原色为红、绿、蓝，可以合成出所有色彩，同时相加得白色光。颜料三原色为品红、黄、青。由于有些颜料成本昂贵，故现实调配颜色更多以品红、柠檬黄、湖蓝为三原色（图3-13）。颜料三原色从理论上讲可以调配出其他任何色彩，而同时相加得黑色。由于常用的颜料中除了色素外还含有其他化学成分，所以两种以上的颜料相调和，纯度就受影响。调和的色种越多就越不纯，也越不鲜明。

（2）间色：由两个原色混合得间色，也称为第二次色。间色也只有三种：色光三间色即品红、黄、青；颜料三间色即橙、绿、紫。

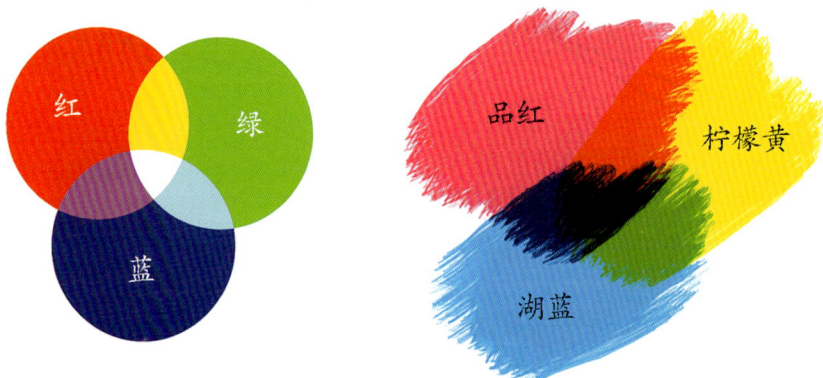

图 3-13　色光三原色与颜料三原色

色光三间色恰好是颜料的三原色,其关键区别在于黄色色光的黄色由红、绿二原色光相加而得,而颜料的黄色是原色之一。

这种交错关系构成了色光、颜料与色彩视觉的复杂联系,也构成了色彩原理与规律的丰富内容。

(3)复色:颜料的两个间色或一种原色和其对应的间色(红与绿、黄与紫、蓝与橙)相混合而成复色。复色中必然包含了所有的原色成分,只是各原色间的比例不等。

2.配色的原则 色彩的搭配受许多因素影响,但运用一些配色上的基本原则,就能掌握配色的要领。

(1)色彩平衡:指两种以上的色彩搭配在一起时,视觉上感觉色彩间平衡、稳定、彼此相等。

影响色彩平衡的因素有色彩的明度、彩度的高低和面积的大小比例。例如,两块面积大小相同的灰色体,深灰色的色彩比浅灰色的重,如果浅灰色加上一小块黑色,两边即可得到平衡。两块彩度值不同的同色度的色彩,彩度高的比彩度低的重,如果在彩度低的色彩加上一小块彩度高的色彩,可以使两边达到平衡。而明度高的色彩在上、明度低的色彩在下的配色,比较稳定,有平衡感;反之则有动感。要使色彩具有平衡感,有许多方法可以灵活运用。

(2)色彩强调:两种以上的色彩搭配时,依主要色、次要色、搭配色的关系,做适当的选择及明、彩度和面积的调整。

配色时必须先规划整体画面,主题部分通过对比强调出来,并增加适当的变化来避免画面的单调。运用配色来强调主题时,须注意对比效果最强烈的配色是否是主题配色。强调主题的色彩面积不宜太大,且必须位于适当的位置,才可达到效果;反之,如果面积占得太小,则画面不稳定,反而破坏效果。

(3)主调色:在整个画面的各种色彩中,加入共性的色彩,使色彩多样的画面,产生统一调和的感觉。

主调色彩的运用,可以使整体色彩更调和,更加突出色彩的主题。主调色彩的配色运用,通常是在各种色彩中加入相同的色彩:利用明度的变化在各种色彩中,同时加白或加黑,使整体的明度差异减小,可以得到调和的效果;或是在各种色彩中,加入灰色,使色彩的明度、彩度接近,也可以使色彩更调和。

(4)色彩渐变:将色彩排列起来时,会发现在一些情况下,色彩有逐渐演变的效果,在配色时,能运用这种色彩渐变的效果,会使画面具有动感。

色彩依色环上的顺序排列,可以得到渐变的效果;依明度的高低,由明到暗或由深至浅的顺序排列,会有渐变的效果;依彩度的高低,由浓至淡的顺序排列,也会有渐变的变化。

(5)律动:色彩的运动感,会在视线由白至黑移动色彩渐变效果中产生。

色彩的律动可使整体色彩的对比缓和,增强统一及柔和的效果,也可以使单调的色彩增加活泼的变化。把冷暖色依序排列，我们的视线会由冷色向暖色移动。色彩依彩度来排列，则视线会由彩度低的色彩向彩度高的色彩移动。

配色时运用律动的效果，除单向渐变的律动方式，还可以把多种律动综合运用，或是做有规律地反复循环，使色彩的组合动感更丰富、画面更精致、色彩层次更富有变化。

3. 颜色调和　由于发现了颜料三原色原理，才得以用有限的颜料种数调和出无限种色彩。颜料的调和成为颜料三原色应用的重要方面，通常将其简称为调色。

（1）调色理论：物体对色光的反射是不能达到绝对纯的程度。三原色和间色是最纯的色，也未必能达到绝对的纯；这是物体色（包括颜料）含色量的相对性，正是这种相对性导致了物体色的丰富性。各种色彩随着对比色光含量的增多，便产生了众多的复色，而众多的复色主要依靠调色才能得到，这就是调色的理论依据。

（2）调色应用：用三原色的观念来指导调色。因为所有色彩都可以根据其主要的色度倾向归纳到某一种标准色的系列中去，最终可以归结到三原色，所以如要调出某一种色，就须先分析一下它所包含的三原色的比例。例如土红、褚石和熟褐都属棕色类，这三种色都含有红、黄、蓝三原色的成分，以红为主，加少量的黄和蓝就成为土红；增加黄和蓝的分量就成褚石；以红、蓝为主，加少量黄就会变成熟褐色。以黄为主，加少量的红与蓝就能调出土黄及其他黄灰色；以蓝为主，加黄并调进不同分量的红就可调出土绿、橄榄绿及其他绿灰色。如果再在这些色彩中加进不同分量的白或黑，就能产生变幻无穷的色来。此时的黑应该理解为三原色的总和。当然黑只能少量地加，不然会减弱以致丧失色彩感。

以三原色调色原理为基础，进而可以以色性变化来指导调色。它可以不管颜料本身的颜色名称，把众多的颜色分为冷、暖两个色彩系统。调色时先确定主色度，当不够暖时就增加暖色的量，太冷就减少冷色的量。要注意的是冷暖色同时相加即对比色相加会产生许多中间色，但色度变灰。因此，若需要鲜明的色彩，就不能同时加冷暖色。三原色考虑三个因素，色性只需考虑冷暖两种变化因素。

（四）色彩三要素

1. 色彩的分类　色彩可分为无彩色和有彩色两大类。无彩色是黑色、白色及两者按不同比例混合而得到的深浅不同的灰色；有彩色指可见光谱中的红、橙、黄、绿、青、蓝、紫七种基本色及其混合色。

眼睛所接受的光，包括来自光源的直接光、经由物体反射的反射光和通过透明物体的穿透光。由这三种光使眼睛所感觉的色彩形成了"光源色""物体色"及"透过色"三种。

不同的光源，就有不同的光源色，太阳光看起来是无色的，钨丝灯泡的光源色是橙黄色，蜡烛的光源色是偏橙色的。光线如果通过透明的物体，光源色受到透明物色泽的影响而改变，这种改变后的色彩，即是"透过色"。光线照到不透明物体时，物体会吸收部分的光线,而将其他的光线反射出来,反射出来的光线所产生的色彩,即是"物体色"。

"物体色"是我们日常生活中最常见的色彩。通常从物体反射而来的光线,不只使我们感觉到"物体色",而且连同物体的质感、重量感也包含在这个信息传达的过程中。物体色受光源色、环境色及其物理属性的影响。

(1)光源色对物体色的影响:物体色随光源色的变化而变化,这种变化遵循色彩的加色混合原则(图3-14)。只有在适宜的色温、足够的显色性、适宜的光照强度下物体的颜色才是最准确、最真实的。

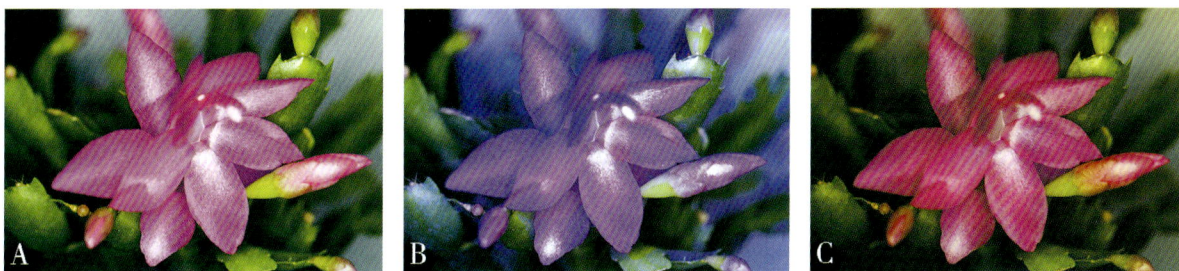

图 3-14　光源对物体色的影响
A.自然光照射　B.增加蓝光照射　C.增加黄光照射

(2)环境色对物体色的影响:物体色会因周围环境反色光的作用产生色彩变化,尤其在物体背光部更为明显(图3-15)。

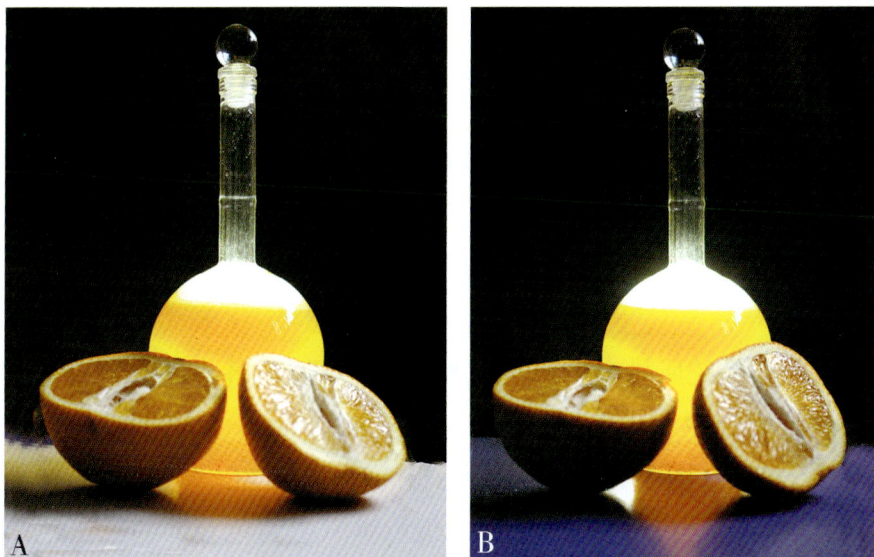

图 3-15　环境色对物体色的影响
A.白色桌面　B.紫蓝色桌面

(3)物理属性对物体色的影响:不透明物体表面粗糙程度影响其对光源的反射,透明物体的透过色除表面粗糙程度外,还与其透明度、厚度、密度及均匀度等有关。

2. 色彩三要素　色彩皆具备有三个基本的重要性质：色相、纯度、明度。一般把这三者称为色彩三要素或色彩三属性。

（1）色相：亦称色调，是区分色彩的名称，也就是色彩的"名字"。彩虹状光带的红、橙、黄、绿、青、蓝、紫是一般常用的色相。色相是对色彩种类的界定，同时也确定每种颜色在光谱中的位置。谈到色彩时，即以色相来沟通。即使没有真正看到色彩，也能依视觉经验及记忆而浮现出色彩，产生共识。

（2）纯度：也可以称为色彩饱和度或彩度，通常指彩色的纯净程度。在色彩非常鲜艳时，我们通常可以很容易感觉出高纯度；但大多数情况下不容易做出正确的判断，因为在分辨纯度时易受到明度变化的干扰。

在专业使用的色彩系统中，纯度有明确的数值可以准确地判定。我们平常能感觉到鲜艳的色彩是高纯度，而淡色、浅色、粉色、浊色、暗色则纯度低。

（3）明度：指色彩的明暗程度。明度高，是指色彩明亮，而明度低则是指色彩晦暗。

同一个色相的色彩，如果明度不同，会产生一系列色彩的变化。例如，浅红、亮红、深红、暗红，色相皆是红色，只是不同的明度变化。通常我们在色彩中加白来增加明度，加黑来减少明度，使同一色相的色彩产生变化。

（五）色环和色立体

通过色彩的三要素：色相、纯度、明度，我们对色彩的辨识有了比较明确的依据。但是由于我们所面对的色彩种类繁多、环境复杂，只靠色彩三要素去认识色彩是不够的，还必须有系统的分类，才能使我们更深入地认识和运用色彩。

1. 色环　日光透过棱镜片会展开成彩虹状的光带，分出红、橙、黄、绿、蓝、紫等色彩的光谱，这六个色彩是在色彩系统中用来分类的基本依据。把红、橙、黄、绿、蓝、紫排成一个环状，红绿、橙蓝、黄紫等互为补色的色彩在直径两端相对的位置，即是最基本的色彩环状结构。一般常用的色彩系统，会把其主要的表色色彩依这种方式排成色彩系统的色彩环，作为表示色彩及配色的根据。这种色彩的环状结构，称为"色环"。

各种不同的色彩系统所排定的色环虽然各有不同，但基本的结构是近似的，即是以红、橙、黄、绿、蓝、紫为主色，各主色间排入不同的中间色。在各种色环中，最基本的色环是"伊登十二色彩环"（图3-16），它是以色彩的三原色：红、黄、蓝，加上这三色两两互补的二级色：橙、绿、紫，再加上三原色及二级色等六色两色互补的三级色：红橙、黄橙、黄绿、蓝绿、蓝紫、红紫，共十二色，依彩虹状光带的色彩顺序排列成色环。各色彩具有相同的间隔，六组补色也位于色环直径两端相对的位置。通过这个色环，清楚地分辨不同的色彩，了解原色、二级色和三级色的基本变化，及补色的相对位置和关系。在调色和配色时，色环是最重要、最根本的依据。

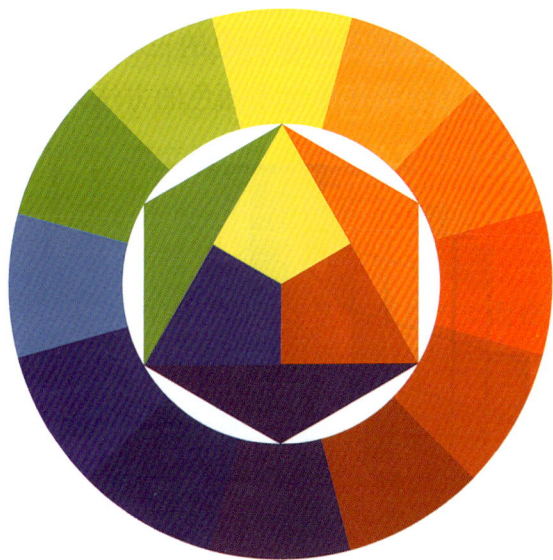

图 3-16 伊登十二色彩环

2. 色立体　色环是一种平面的、二元的色彩结构，如果考虑到明度高低的变化，将色相同而明度不同的色环叠加起来，会形成一个立体的色彩空心圆柱。再加上纯度的变化，圆柱外围纯度最高，渐近圆心纯度渐低，就会形成一个明度由上而下变化，彩度由外而内变化的色彩立体圆柱结构，这便是色立体构成的基本原理。

色立体是立体式的，能体现色彩三要素变化规律的色标模型，是依据色彩的三要素即色相、纯度、明度的变化关系，借助于三维空间系统地排列组成色彩的立体结构。色立体由上而下的垂直面是明度的变化，中心轴由白到灰，再由灰至黑。由中心向外的水平面，彩度发生的变化，愈近中心彩度愈低，最外层彩度最高。依据这种方式将所有同色度、不同明度和彩度之色彩所组成的"同色度面"，按照红、橙、黄、绿、蓝、紫色顺序排列，组成放射状的色彩立体结构。

观察色立体，可以更清楚、更迅速地了解各种色彩的明度和彩度的关系。在同一水平面上的色彩的明度都是相同的，而在和中心同半径环面上的色彩的彩度也全部相同，色立体上半部的色彩是高明度的亮色调色彩，下半部则是低明度的暗色调色彩。色立体对于色彩系统的整理、分类比色环更为清楚完整，更能掌握色彩三要素之间的正确关系。

色彩学中的色立体，最具代表性的是孟塞尔色立体、奥斯特瓦尔德色立体和 CIE（国际照明委员会）表色系统，它们在理论阐述时侧重点各有不同，形成了不同的体系。常用的色彩体系是依据不同的色彩理论所形成的不同色彩系统。不同的色彩体系有不同的色彩表示方法。

孟塞尔色立体（图 3-17）是由美国美术教师孟塞尔创立的，以色彩三要素为基础，色相是以红、黄、绿、蓝、紫 5 色在圆环上均等排列，再选取各相邻两色的中间色共计 10 个色相，顺时针排列。明度是在最亮的白色和最暗的黑色之间，以 0～10 表示的共 11 个在感觉上等距离的阶段，数值越小表示颜色越暗。纯度是有彩色颜色深浅，以其与具有相

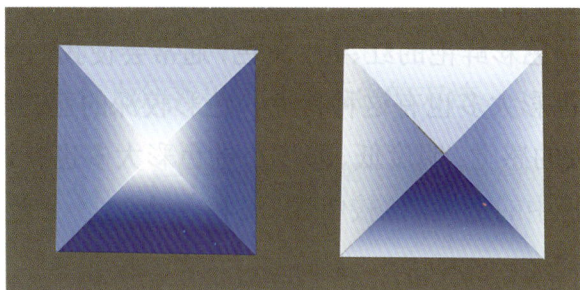

图 3-19 色彩的距离错觉

3. 轻色和重色（色彩的重量错觉） 色彩产生轻重的感觉有直觉的因素，但主要原因还在于联想。黑色会联想到铁、煤等富有重量感的物质；白色会联想到白云、雪花等重量轻的物体（图 3-20）。通常情况下，明度高的亮色彩感觉轻。色度的轻重次序排列为白、黄、橙、红、中灰、绿、蓝、紫、黑。颜料中的透明色比不透明色感觉轻；着色时厚涂比薄涂感觉重。配色时轻重色的位置和比例应用得当，会使画面产生动感。重色在上方，形成画面动感；重色在下方，画面显得比较稳重。

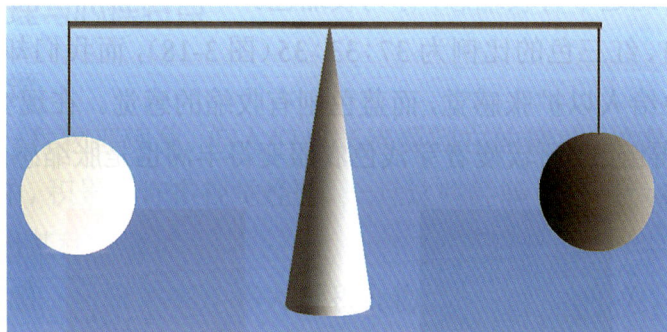

图 3-20 色彩的重量错觉

4. 寒冷色和温暖色（色彩的温度错觉）造成色彩冷暖感觉的原因，既有生理直觉的因素，亦有心理联想的因素。无彩色中白是冷色，黑是暖色，灰是中性色，所以暖色加白变冷，冷色加黑变暖；有彩色中红、橙会给人以温暖的感觉，蓝色让人觉得冰冷（图 3-21）。

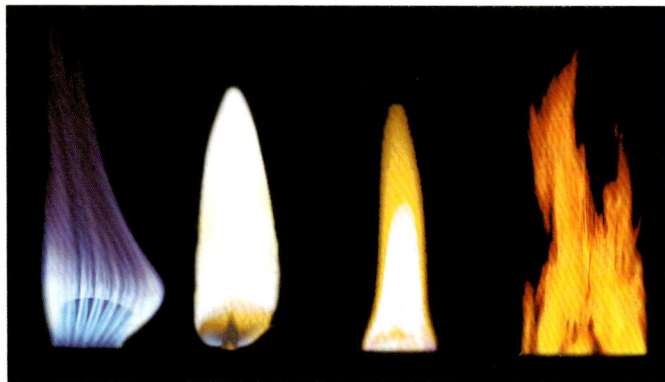

图 3-21 色彩的温度错觉

色彩的明度高,具有寒冷感;而明度低,则具有温暖感。纯度越高则温暖感觉越强,纯度降低则寒冷感增强。

（三）色彩的心理学

当颜色与具体事物联系在一起被人们感知时,在很大程度上受心理因素(如记忆、对比等)的影响,形成心理颜色。色彩的心理功能是由生理反应引起思维反应后才形成的,主要是通过联想或想象。

1. 年龄与经历 实际生活中,儿童大多喜欢极鲜明的颜色,对兴奋感强的色彩首先发生兴趣;女青年比男青年更喜欢白色,是因为白色更易与清洁产生联想。

2. 性格与情绪 感情型的人通常会对不同的色彩明确地作出各种反应。而理智型的人缺乏明确的色彩爱好,反应较含蓄,有的甚至对色彩无动于衷。性格开朗的人会喜好明快而艳丽的色彩或暖色;沉静的人会偏爱中性色、灰色或冷色。一个人处于不同情绪支配之下,对色彩的反应也不同。如烦躁时看一些强烈刺激的色彩,会加深躁动和不安感,若换成温和的冷色或许能促使其平静下来。

3. 地域与风俗 我国的传统,结婚时习惯用红色以图吉利,西方国家则让新娘穿上白纱礼服以示其纯洁高尚。

4. 地区与环境 长期生活在某一种色彩环境中,自然环境的变化与熏陶对某些人的色彩观念产生习惯性的影响。热带地区的人容易接受强烈多变的色彩;寒带地区的人可能会偏爱柔和沉着的色调。

5. 修养与审美 不同文化修养的人对色彩具有不同的审美标准。审美标准也随着时代的发展而不断变化,一年一度的巴黎世界服装节所创造的流行色便是典型的例证。

三、天然牙的色彩

（一）天然牙的组织结构与色彩

牙釉质是天然牙的最外层,其结构、厚薄、表面形态的变化和增龄性改变是影响牙齿颜色的重要因素。当牙釉质钙化程度好、表面平滑时,牙釉质呈现透明或无色,在牙齿切端和牙尖处牙釉质相对厚的位置,也可呈现蓝白色或乳白色的色彩。而在牙釉质钙化不全时,牙釉质不透明,与周围正常牙釉质形成鲜明的对照,呈斑点样条索状的珍珠白色。牙釉质的表面形态如牙釉质生长线等也会影响天然牙的色彩。牙釉质透明性的任何改变最终会导致牙齿整体色泽的改变。

牙本质位于牙釉质的内层,是天然牙色彩主基调的决定因素。正常时牙本质呈现黄色。牙本质的矿化程度和牙本质的通透性变化,以及牙本质的组织结构改变,决定着天然牙各部位色彩的变化,也影响了天然牙色彩的主基调。

（二）天然牙的色彩特征

1. 牙体的表面色 口腔环境内的牙体表面有一层湿润的唾液膜,对入射光产生反射和折射。牙釉质表面并非完全平滑,投射到釉质表面的光发生镜面反射、漫反射和折射

（图3-22）。由于唾液膜和牙釉质透明度很高，所以牙体的表面色并非其主体色。

2．牙体的透过色　牙釉质是半透明的（图3-23），分为三型：A 型透明层均匀分布于牙冠的整个表面；B 型透明层位于牙齿的切端部；C 型透明层位于切端部和牙体中部。A、B 型主要见于青年人，C 型多见于中年人，A、C 型多见于老年人。

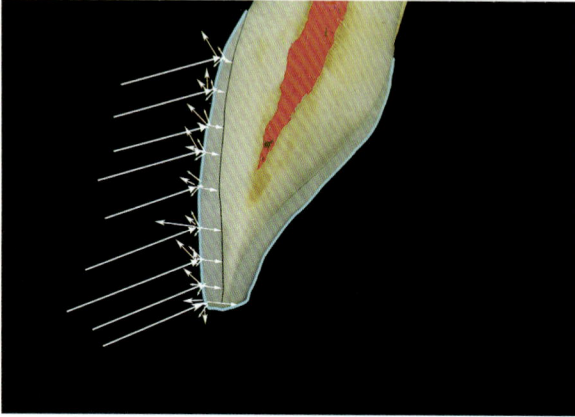

图3-22　牙体表面色形成

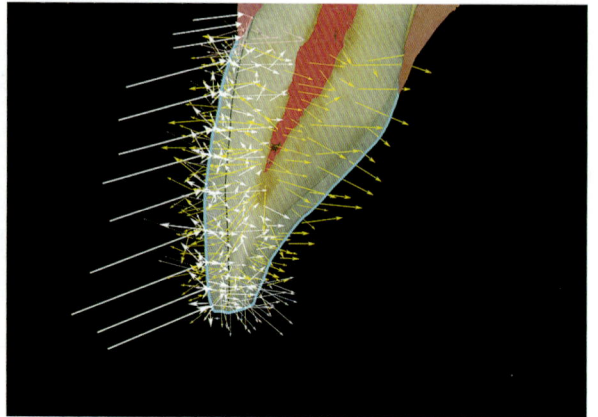

图3-23　牙体透过色形成

3．牙体的荧光效应　天然牙因含羟基磷灰石复合物和有机物基质，具有荧光效应（图3-24）。人工牙和天然牙之间存在着荧光效应的差别，使人工牙失去了活性。通过在瓷粉中增加微量的铀盐，或金属铈、铕等，使烤瓷冠释放出荧光，从而复制天然牙的荧光效应，使修复体更加逼真。

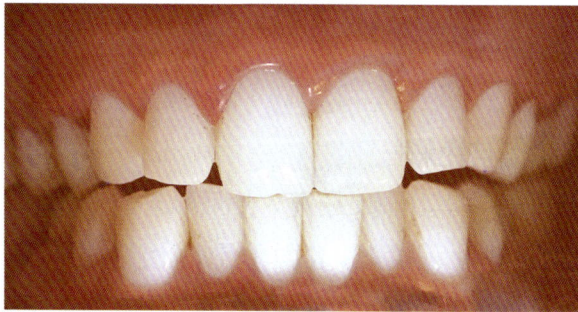

图3-24　牙体的荧光效应

（三）天然牙色彩的生理性变化

天然牙的颜色范围广、变化大，不同人种、地区、性别、年龄，甚至不同部位的同名牙齿，其颜色都可能有差异。

1．部位差异　天然牙各部位的釉质厚度不同，光线进入釉质后被吸收和光量不同，造成天然牙各部位的色彩差异。牙颈部纯度最大，色相受牙龈影响偏红黄色；牙体部明度最大，色相黄，纯度居中；牙切端纯度最低，色相最浅，明度较大（图3-25）。

2．牙位差异　不同牙位的颜色有所不同。上颌前牙中，明度中切牙最大，其次是侧切牙,再次是尖牙;纯度尖牙最大,侧切牙与中切牙纯度相近;色相从中切牙、侧切牙到尖牙依次出现由黄向红移动的趋势(图3-26)。

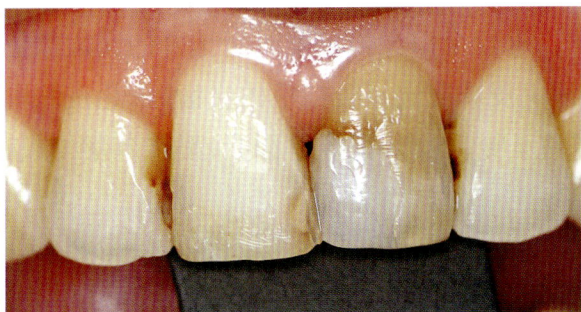

图3-25 天然牙色彩的部位差异

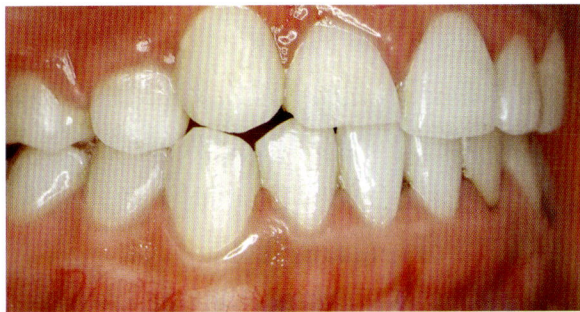

图3-26 天然牙色彩的牙位差异

右上颌侧切牙与尖牙的色彩差异并未因易位而变化。

3. 左、右侧差异 相同的上、下颌,左、右侧同名牙基本没有色差。在修复牙体缺损缺失时,尤其在修复前牙时,修复体的色彩选择,可优先考虑同名牙的色彩。

4. 上、下颌差异 上、下颌相对应的同名牙等色的约占40%。一般上、下颌前牙比较,上颌前牙黄,而下前牙稍白。下颌牙比上颌牙的颜色纯度小半号,而明度高于上颌。

5. 性别差异 女性的前牙明度大于男性而纯度稍低,而男性的前牙较女性更偏红色。

6. 增龄变化

(1)颜色变化:随着年龄的增长,牙齿透明度逐渐降低,色度和彩度逐渐加深,明度逐渐下降,从年轻人的白色牙齿,逐渐过渡到成年的黄色牙齿,最后过渡到老年人的偏红色牙齿。这种改变一般始于牙根并蔓延至牙冠(图3-27)。

(2)形态变化:因磨损、磨耗引起牙尖变平,切缘变短,沟裂变平甚至完全消失,接触点变成接触面,近、远中因磨损变成杯状等。

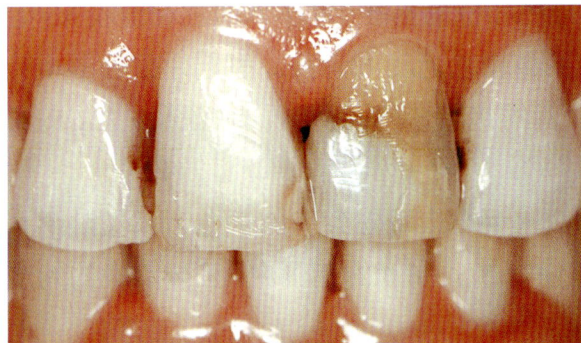

42岁女性

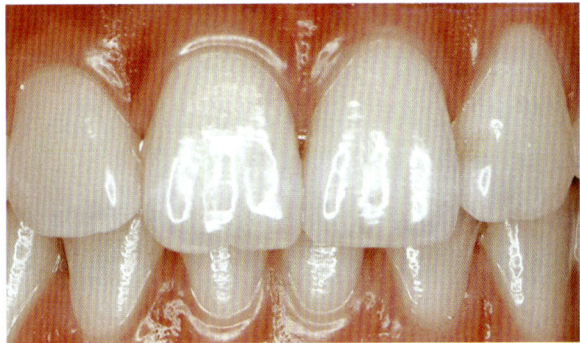

21岁女性

图3-27 天然牙色彩的年龄差异

四、皮肤与牙龈颜色特征及其对牙齿色彩的影响

（一）面部皮肤的颜色

牙齿、皮肤和黏膜颜色具备一定的协调性。进行全口义齿修复时所选择的义齿颜色应和患者皮肤、黏膜的颜色及牙龈色度协调，浅色皮肤应选择较白色的义齿，深色皮肤则应选择深色的义齿。除此之外，还要考虑患者的年龄、性别、职业等因素，随着年龄增长，皮肤色与牙齿色的明度值同时下降。

（二）牙龈色彩的变化

1. 牙龈不同部位的色彩变化（图 3-28）

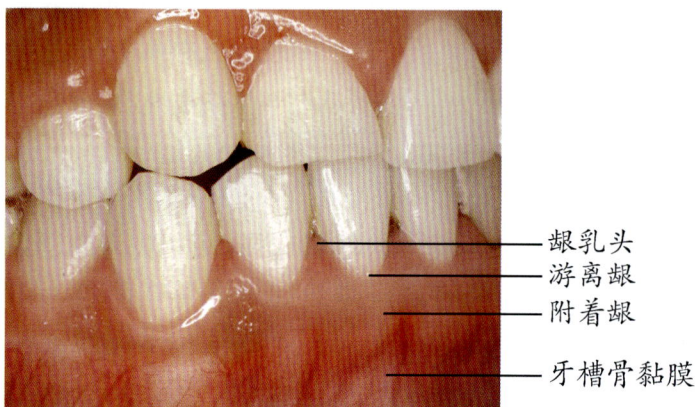

图 3-28　牙龈不同部位的色彩变化

（1）色相的变化：按照龈乳头、附着龈和游离龈的顺序依次增加。

（2）明度的变化：上颌的明度值按附着龈、游离龈和龈乳头的顺序依次增大，下颌增大的顺序为龈乳头、附着龈和游离龈。

（3）纯度的变化：按照龈乳头、附着龈和游离龈的顺序增大。

2. 不同名牙齿的牙龈色彩变化　中切牙的牙龈色相值较尖牙小，侧切牙的牙龈色相值介于两者之间。牙龈明度值的变化则按照中切牙、侧切牙、尖牙依次减弱。牙龈纯度值以上颌尖牙和下颌侧切牙为最高，其他牙齿的纯度值则要低一些。

3. 年龄与牙龈色彩变化　以中年人的牙龈色相值为基准，青年人的色相值较大，老年人的色相值较小，明度值以青年人为高，纯度值则以老年人为高。引起牙龈色彩增龄性变化的因素有：年龄、牙齿组织结构、毛细血管的状态、血液的性质、血流量、上皮的角化、黏膜的厚度、色素的沉着等。

4. 牙龈炎的牙龈色彩　临床牙龈炎的诊断主要靠肉眼观察和判断。牙龈炎时色相多集中在 2.5～5.0R 的范围内，而明度值多集中在 5.5～6.0 的范围内，且牙龈炎的纯度值较高。

5. 牙齿与牙龈颜色的相互影响

（1）牙龈的颜色明暗：直接影响比色及修复后协调感。

（2）不良修复体引起牙龈炎：修复体不良边缘的影响、不良材料的刺激等均可引起牙龈炎，使牙龈的外形、色彩美观度降低。

（3）冠修复体颈缘的美学处理注意要点：颈缘位置的确定；良好的颈缘外形；良好的边缘密合性；选择良好的修复材料。

第四节　微 笑 美 学

一、微笑审美

微笑是人类最重要的面部表情之一，是动静态美的结合，和谐、自然、怡人的微笑是人体美学的重要部分。

（一）微笑形式的分类

比较常用的是 Tjan 等以牙齿是否暴露和牙齿的暴露量为依据，对微笑形式进行的分类。该分类有助于对微笑的构成元素进行量化研究，有助于微笑重建的技术实施。

1. 隐牙微笑　即微笑时不暴露牙齿。隐牙微笑的审美主要是容貌整体审美，掩口而笑是一种文化现象，又可是一种心理和行为现象，其审美价值如何，需要探讨。

2. 显牙微笑　即微笑时暴露牙齿。根据牙齿的暴露量又分为三个亚类：①高位微笑：微笑时显露 100% 的上颌前牙及与之连续的牙龈；②中位微笑：微笑时上颌前牙显露的面积为 75%～100%，能见到牙龈乳头；③低位微笑：微笑时上颌前牙显露的面积小于 75%（图 3-29）。

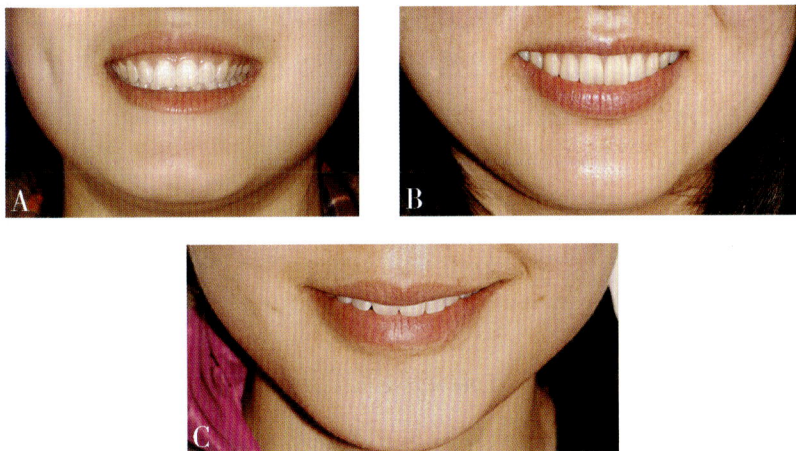

图 3-29　显牙微笑分类
A. 高位微笑　B. 中位微笑　C. 低位微笑

（二）影响微笑审美的因素

1. 影响微笑审美的水平向因素

（1）颊间隙：指微笑时双侧上颌后牙颊面与颊部内侧之间的间隙。颊间隙缺失使患者微笑不自然,形成义齿面容。适当的颊间隙使微笑与个性相协调,增加牙列的真实性。

(2)上颌前牙和牙龈的左右对称性:美的微笑依靠颜面部各结构间的协调、均衡和统一。双侧上颌前牙和牙龈的不对称,牙列中线处的牙间隙会影响微笑的美观。

(3)微笑的对称性:指微笑时,与口角相对的水平位置的对称性。当双侧口角宽度一致、口角连线与瞳孔连线平行时,微笑较美观。

(4)微笑中的黄金比例:正面观察,迷人微笑的前牙宽度比例符合黄金律,即中切牙与侧切牙、侧切牙与尖牙、尖牙与第一前磨牙的比例皆接近 1:0.618。

2.影响微笑审美的垂直向因素

(1)牙齿与牙龈的暴露量:上颌牙龈暴露对女性微笑审美影响不大,而下颌牙龈暴露对男性则更容易接受。微笑时,上前牙暴露过少会显得苍老,适度的露龈微笑会显得美观、年轻。

(2)微笑线:是指上前牙切缘的弧线。理想的微笑线与下唇上缘弧线协调,较水平和反向微笑线更美观。

(3)上唇曲度:是指微笑时上唇下缘的弧度。一般认为,上唇下缘的弧线略向下凸或平直较略向上凸更美观。

(4)前咬合平面:是指从左侧尖牙牙尖到右侧尖牙牙尖的连线所在的平面。上颌前牙萌出量的差异或下颌骨不对称造成的前咬合平面的偏斜会影响微笑的美观。

二、微笑设计

在微笑技术重建前有必要对微笑进行设计。医师首先和患者应对微笑进行认真、全面的分析,随着电脑影像系统的日益成熟,医师可以在电脑里做各种模拟、分析和设计,然后选择最佳方案。

三、微笑重建

微笑重建的主要任务是对牙齿、阴性空隙及其周围组织病变的治疗和视觉畸形进行矫治。

1.口腔修复技术与微笑重建 牙齿是微笑审美的重要元素。口腔修复技术主要是对牙齿及其周围组织的缺损或缺失进行修复,改善其数量、形态、色泽、结构等方面的缺陷。如无牙颌患者在牙列失去后,口唇塌陷、鼻唇沟加深、面下 1/3 高度下降,导致微笑的魅力几乎不复存在,此时制作一副适合的全口义齿,也是微笑的重建。

2.口腔正畸技术与微笑重建 在正畸临床中,和谐的微笑是重要的治疗目标。

3.美容外科技术与微笑重建 美容外科技术可对容貌和面下 1/3 的组织结构做出较大的改变。如鼻小柱重建的美容手术中,通过改善鼻尖突度,张开鼻唇角,减小鼻翼间距离,可以改善患者的容貌和微笑。

4. 牙周美容手术与微笑重建　牙周美容技术是微笑重建近期特别受重视的技术。只有牙齿、牙周和唇形态均处于协调状态时,微笑才更加动人。

5. 微笑的心理重建　微笑的心理重建是指去除阻止微笑的心理障碍。

练习题

1. 色彩的三要素是什么?

2. 常见的形象错觉与色彩错觉有哪些?

3. 天然牙的色彩会产生哪些生理性变化?

4. 影响微笑审美的因素有哪些?

（孙　杰）

第四章 口腔软硬组织美学

📖 **学习目标**

1. 掌握：牙齿的美学。
2. 熟悉：口唇的美学；牙周组织的美学。
3. 了解：面部软组织美学特征；颏的美学。

第一节 面部美学特征

容貌美是以人体正常的解剖结构和健全的生理功能为基础，以优美的轮廓与和谐的比例为形式，展现了人体美的特征，几乎所有人体美的形式都突出地反映在容貌上。

一、正面观软组织美学特征

颜面美来自面部各结构之间的总体平衡和对称，它的评价是以颌面、唇、齿、龈之间的相互关系为基础。颜面的各个部分均有美的评价和参考依据，如参考平面、参考线、黄金分割比例、对称性等多方面标准。这些标准从正面观对分析面高、面宽比例和左右对称、协调度非常重要。

1. 面部的比例

（1）面部高度：指发缘点至颏部的长度，可分为面上、面中、面下三个基本相等的部分，古称"三庭"。即面上 1/3 自发缘点至软组织鼻根点；面中 1/3 自软组织鼻根点至鼻小柱之间；面下 1/3 自鼻小柱至颏下点之间。该比例的维持在面上部需依赖于头发的完整性，面下部则依赖于牙列的完整性。

面下 1/3 部分还可再分为三个基本相等的部分：鼻底至口裂点、口裂点至颏上点、颏上点至颏下点。

（2）面部宽度：分为五等份，古称"五眼"：即右外耳孔至右眼外眦角的距离、右眼的宽度、两眼内眦间的距离、左眼的宽度、左眼外眦角至左外耳孔的距离。

2. 面部的线面关系 包括面中线、眉弓线、双瞳线、鼻翼线、口裂线、水平参考面等（图 4-1）。

（1）面中线：指经过面部额正中、鼻尖点、人中线、唇弓中点及颏部中点的一条垂线，可观察颜面左右侧的对称性。左右眉、眼、耳、颧突、鼻翼、鼻唇沟、口角、颊、下颌角及同名牙均应对称。

（2）眉弓线：与面中线垂直，两侧眉弓上缘的连线。

（3）双瞳线：正面观，自然头位时，经过双侧瞳孔的连线，与面中线垂直。

（4）鼻翼线：两侧鼻翼下点相连所形成的线条，与面中线垂直。

（5）口裂线：连接两侧口角所得的线条，与面中线垂直。

（6）水平参考面：正面观，自然头位时，通过双瞳线作一平面，与地面平行，称为水平参考平面。一般情况下，上、下牙弓水平面、颌平面、上颌前牙的切平面、口裂线、牙龈的边缘连线应与水平参考面平行。

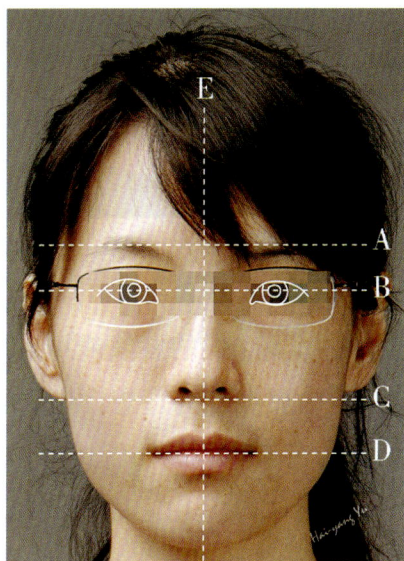

图 4-1　面部的线面关系
A. 眉弓线　B. 双瞳线　C. 鼻翼线　D. 口裂线　E. 面中线

3. 唇形及唇齿关系　上唇长度为鼻下点至上唇下缘间距，下唇长度为下唇上缘至颏下点间距。在美貌人群中，上唇长度一般为面下高度的 1/3，下唇至颏部长度为面下高度的 2/3，上、下唇长度的比例为 1 : 2。

上、下唇自然闭合时，颏肌不紧张。正常唇间隙为 0～3mm，女性唇间隙大于男性。正常状态下，嘴唇放松时，上颌切牙暴露量约在上红唇缘下 2mm；微笑时，上颌前牙理想的暴露范围是牙面的 3/4 至龈上 2mm。

微笑时，上颌前牙与上唇形成的交界线，称为上唇线。将上唇线分为高唇线、中唇线、低唇线，也称为高笑线、中笑线和低笑线（图 4-2）。上唇线用来评价息止颌位和微笑时上颌切牙的长度和牙龈缘的垂直位置关系。短唇、上唇曲度过大和上牙槽骨明显前突者，都会严重影响微笑时和息止颌位时牙齿的暴露量（图 4-3）。丰满凹形的上唇常暴露

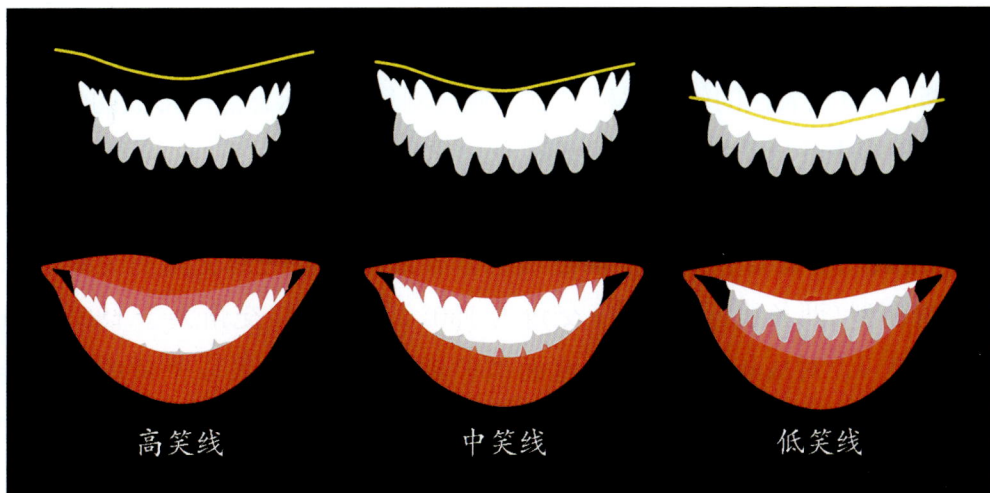

图 4-2　三种微笑线

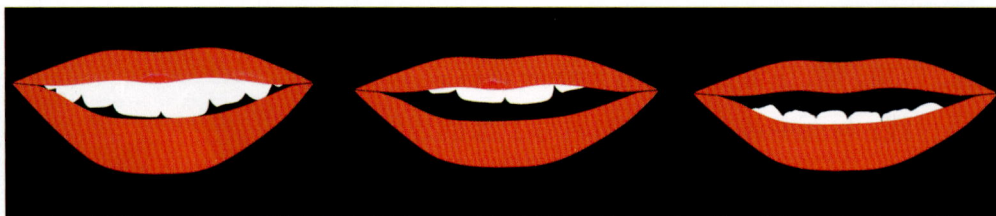

图 4-3 不同的息止颌位前牙暴露量

大量的上牙；低的唇线能掩盖牙齿的缺陷，高唇线微笑时会暴露大量的牙龈组织而影响美观，中唇线较为理想；牙齿的暴露量具有显著的性别差异，即女性多于男性，而且牙齿暴露量随年龄的增长而减少。

切缘曲线是由上颌前牙切端与后牙颊尖相连而成，与下唇缘弧度有平行、反向、与水平面平行三种关系。切缘曲线与下唇缘平行产生最弱的对比，给人以柔和感，是最理想的微笑（图 4-4）。

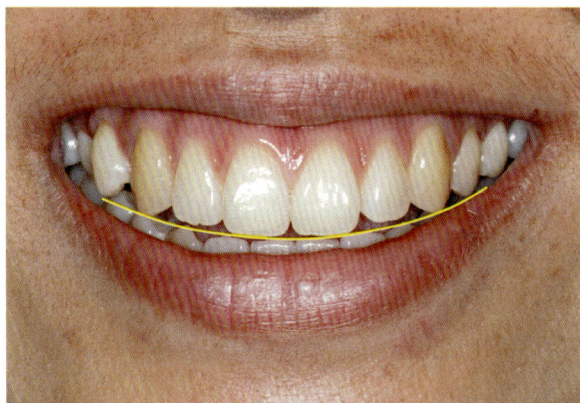

图 4-4 切缘曲线

二、侧面观软组织美学特征

在口腔软组织的美观评价和临床研究中，需要在 X 线头颅侧位片上确定出一些稳定、容易判断、具有代表性的软组织标志点。通过测量这些标志点所形成的角度、线条之间的距离、比例等来评价其侧貌的特征及变化。常用的方法有：

1. 侧面型　采用侧面外轮廓线上的两条参考线间的交角来判断面型，即通过鼻根点和鼻底点的连线与鼻底点和颏前点的连线的延长线所形成的后交角的关系，可以分为三种侧面：直面型（两条线近似直线，交角为 180°）、凹面型（交角大于 180°）及凸面型（交角小于 180°）。对成年男性而言，直面型但颏部稍前突给人以坚毅的感觉，会显得更俊美、更具有吸引力；对成年女性而言，轻度凸面型且颏部后缩给人以温柔的感觉，而显得更漂亮迷人。

2. 软组织侧面美容角　在临床实践中，常选择鼻、唇、颏部软组织侧面轮廓上的一些典型标志点所构成的侧面角，作为评价侧貌面型、正畸治疗前后变化的重要参考依据。最常用的有鼻唇角、鼻额角、颏唇沟角、鼻面角、颏颈角等（图4-5）。

（1）鼻唇角：为鼻下点与鼻小柱点连线和鼻下点与上唇突点连线的前夹角，可判断上唇是否前突，评价正畸矫治效果及预测正颌手术治疗效果。中国正常及美貌的人群的平均值在80°～110°，男性鼻唇角稍大于女性。

（2）鼻额角：由鼻根点分别与眉间点和鼻尖作连线，两线相交构成鼻额角，正常为115°～130°。鼻额角与鼻型的曲线美密切相关。

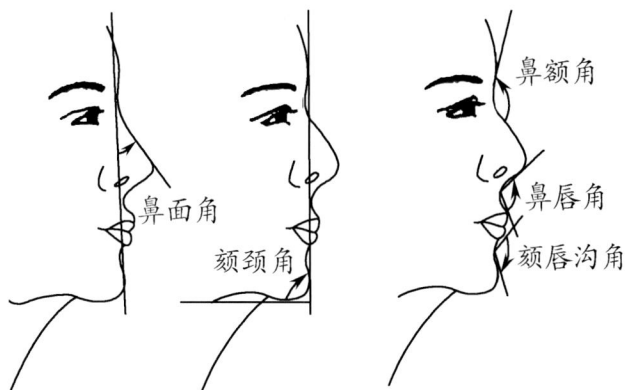

图4-5 美容角

（3）颏唇沟角：为颏唇沟最凹点分别向下唇软组织外轮廓前缘及颏部软组织外轮廓前缘作切线所构成的夹角。此角可辅助判断面下比例、颏发育及下唇的形态和紧张度。美貌人群的颏唇沟角约130°，男性较女性略小。白种人由于颏发育较黄种人明显，因此颏唇沟角较锐。

（4）鼻面角：沿眉间点至颏前点画线与鼻背部夹角构成鼻面角。鼻面角的理想角度是36°～40°。

（5）颏颈角：由软组织颈点（颏下区与舌骨下区的移行处）至颏下点作连线，再沿颏前点向颏前点作连线，两线相交成颏颈角，正常值范围为85°～90°，此角可显示颏部的位置、发育状态及生长趋势。颏位后缩，颏发育差，颏颈角变大，导致容貌变差。

3. 侧貌角 由软组织眉间点、鼻下点和软组织颏前点组成的微向前方突出的角（图4-6）。Ⅰ类错𬌗侧貌角为165°～175°，Ⅱ类错𬌗侧貌角小于165°，Ⅲ类错𬌗则大于175°。侧貌角经常用来评价前额、面中部和面下部的总体协调关系。上颌骨基骨前后部的协调也可由此角来判断。

4. H线与H角 由霍德维（Holdaway）提出。H线系软组织颏前点与上唇突点相切的线，用来判断软组织侧貌的美观程度；同时把H线与鼻根点至下牙槽座点连线的延长线交角命名为H角（图4-7）。颌面部软、硬组织关系协调时，H角与侧面骨突度相关。当骨突度为3～4mm，H角为7°～14°时软组织侧貌最协调。

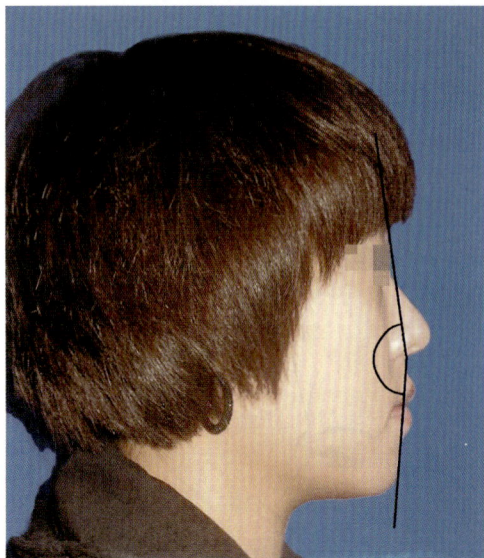

图 4-6 侧貌角

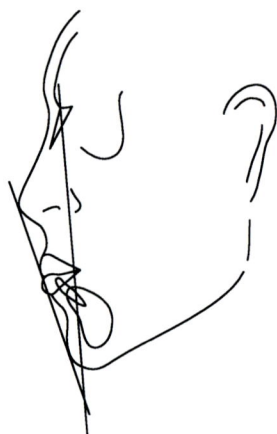

图 4-7 H 角

第二节 口唇的美学

口唇是仅次于眼睛的最具色彩的传神、传情器官，是构成人的容貌美的重要软组织器官之一。唇齿之间的动态美，是反映人的内心世界最细腻、最敏感的窗口，对人的外貌起到最生动、最有魅力的烘托作用。

一、唇的功能美及意义

1. 色彩美是口唇在容貌美学中最大的优势　口唇的唇红部黏膜极薄，没有角质层和色素，能透出血管中血液的颜色，该处血运丰富，唇色红润，醒目而敏感，是面部色彩魅力之焦点。娇艳柔美的朱唇是女性特有的风采。

2. 口唇是面部最繁忙的器官之一　由于口唇与面部表情肌密切相连，使其具有语言、进食、吐纳、吹气、吸吮和辅助吞咽及性感效应等功能。

3. 口唇是人类感情表现的焦点上唇皮肤与唇红交界处所呈现的弓形，连接两端微翘起的口角，国内学者有人将它比作"展翅的飞燕"，也有人喻它为"飞翔的海鸥"，给人以含笑轻巧的自然美感。西方画师称此弓为"爱神之弓"。达·芬奇的著名肖像画《永恒的微笑》，其重点在口唇，因此有人称它为"面容魅力点"（图 4-8）。

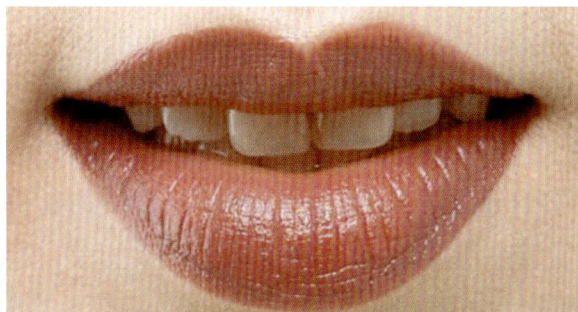

图 4-8 理想的唇形

二、唇的形态

口唇的外观美感要求有：口唇色泽红润，曲线优美，上、下唇厚薄比例适当，大小适中。唇的美学观察主要包括上唇高度、上唇侧面观、唇的厚度及口裂宽度。

1. 上唇高度　指上唇皮肤的高度，即鼻小柱根部至唇峰的距离，不包括红唇部。分三级：①低上唇，高度不超过 12mm；②中等上唇，高度在 12～19mm；③高上唇，高度超过 19mm。我国成年人上唇的平均高度为 13～20mm。

2. 唇的前面观　当上、下唇轻轻闭拢时，其前面观的唇形轮廓可分为三型：方型、尖型、圆型（图 4-9）。

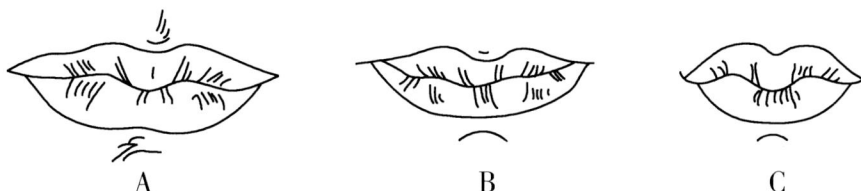

图 4-9　唇前面观的三种形态
A. 方型　B. 尖型　C. 圆型

3. 唇的侧面观　以鼻尖与下颌前端画一直线，美貌者口唇前端恰好在此线上而不突出。根据前突程度，上唇侧面观分为三种类型（图 4-10）：①突唇型，上唇皮肤部明显前突；②笔直型，上唇皮肤部大体呈笔直形态；③后缩型，上唇皮肤部后缩。下唇侧面观也分三种类型（图 4-11）：凹型、直型、凸型。唇的侧面形态有明显的种族差别，即白种人大多数为直型唇，黑种人多数为凸型唇，黄种人则多为轻度凸型唇。凸型唇的比例随年龄增长而减少。

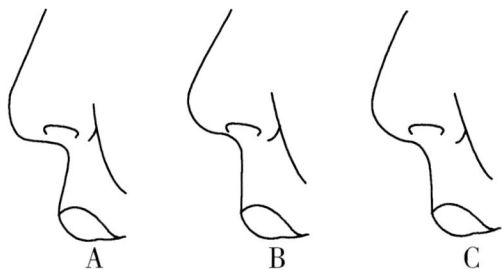

图 4-10　上唇侧面观
A. 突唇型　B. 笔直型　C. 后缩型

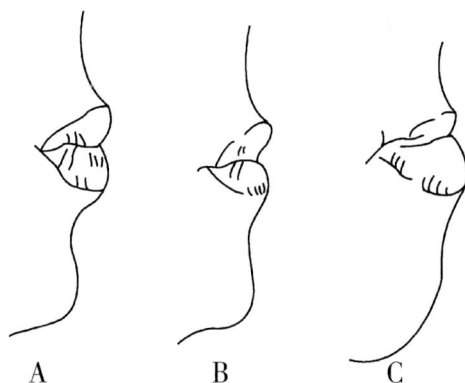

图 4-11　下唇侧面观
A. 凹型　B. 直型　C. 凸型

4. 唇的厚度　指口唇轻闭时上、下红唇部的总厚度。一般分为四级：①薄，厚度小于 8mm；②中等，厚度在 8～10mm；③厚，厚度在 10～12mm；④厚凸，厚度大于 12mm。中国成年人上唇厚度平均为 5～8mm，下唇厚度为 10～13mm，男性比女性厚 2～3mm，美貌人群的下唇比上唇厚约 1.5 倍。唇的厚度具有明显的地域差异,非洲人厚而突出,北美印第安人薄而阔;而且唇的厚度有增龄性变化,即 40 岁以后红唇厚度明显变薄。

5. 口裂宽度 指上、下唇轻度闭合时两侧口角间的距离。分三型:①窄型,宽度在 30~35mm;②中等型,宽度在 36~45mm;③宽型,宽度在 46~55mm。美貌人群的口裂宽度,即口角间距和眼内眦间距之比为 3:2,符合黄金分割律,大约相当于两眼平视时两瞳孔中央线之间的距离(图 4-12)。

6. 口唇分型 一般分四型:①上翘型,由上、下唇两端汇合而形成的口角上翘,可产生微笑感;②下挂型,嘴角下垂,口角呈两端向下的弧形,可产生沮丧愁苦感;③瘪上唇型,因上前牙区牙槽嵴吸收较多或发育不足而造成的上唇瘪、下唇突出的形态;④尖突型,唇峰较高,嘴唇薄而尖突。

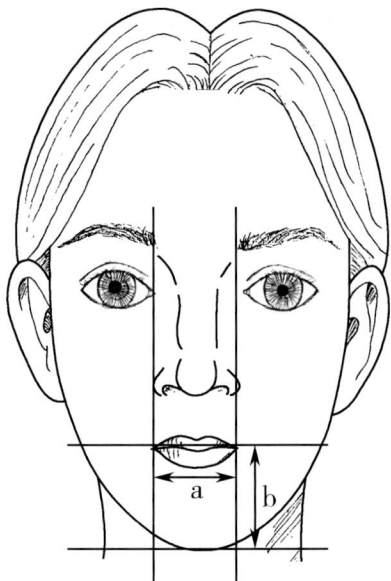

图 4-12 口裂宽度

三、唇型的美学标准

唇型没有所谓的好与坏,只有与脸型和五官协调,与性格气质相符,才能呈现迷人的动态美。

目前公认的美丽唇型比例参数是:上唇红中线高 7~8mm,下唇红中线高 10mm,上唇缘唇峰点比唇珠点高 3~5mm,下唇缘最下点较唇珠点低 1~2mm。左、右口角连线与咬合平面及瞳孔平面平行。以此为据,理想的唇型是:嘴唇轮廓线清晰,下唇稍厚于上唇,大小与脸型相宜,唇珠较明显,嘴角微翘,令人感到愉悦。

第三节 颏 的 美 学

颏、唇、鼻三者关系是否协调、匀称决定着面部的侧貌轮廓,与容貌美的关系最为密切。颏的突度及大小对面下 1/3 的高度以至整个面型的形成都有重要的影响。

一、颏的美学位置与美学意义

颏在面部软组织侧貌的美学研究中具有举足轻重的作用,在口腔正畸学中,是评价矫治效果的指标之一。著名的审美平面即是以鼻颏连线为标志。

颏部的外形轮廓可以反映出人的性格特征和气质。一个微微突出上翘的颏,是容貌美的主要标志之一。在漫长的人类进化过程中,作为主要咀嚼器官的颌骨逐渐退化后缩,而颏的突度和轮廓逐渐明显。因此,颏是现代人类面容的特征,颏的发育是人类进化文明的颜面标志。

二、颏的美学参数

1. 颏唇沟深度　指侧面观时下唇皮肤与颏部皮肤相交处软组织最低点至颏前点的水平距离，正常值为4mm（图4-13）。

2. 颏突度　根据侧面观颏向前突出的程度常分为5个等级：1级，微向后缩；2级，垂直；3级，微向前突；4级，明显前突；5级，极向前突（图4-14）。

3. 颏高度　面下1/3经口裂划分为三等份，上唇（包括上唇皮肤、唇红）占1/3，下唇到颏下缘占2/3。面下部的上唇高与下唇颏高的比例关系为1:2（女性可略小于1:2）。

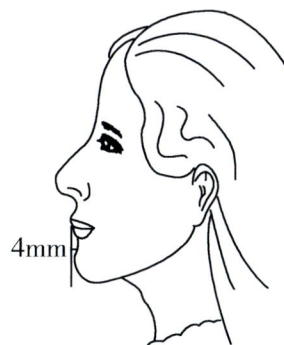

图4-13　颏唇沟深度

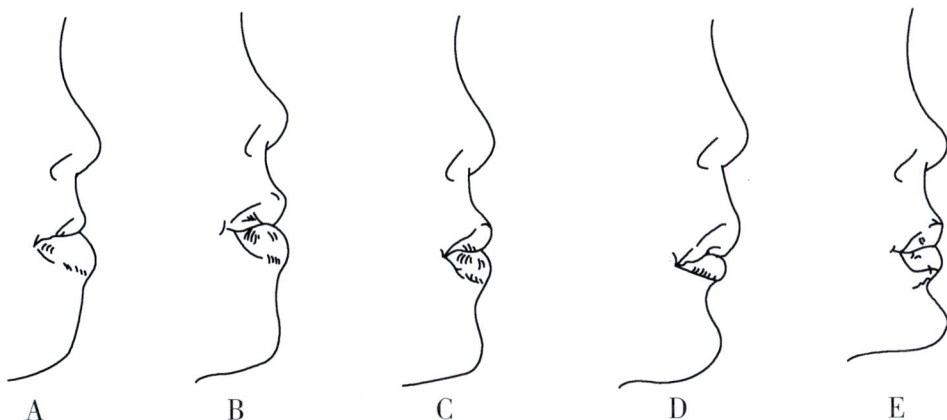

图4-14　颏突度

A．微向后缩　B．垂直　C．微向前突　D．明显前突　E．极向前突

4. 鼻、唇、颏的相互关系　面下1/3的鼻、唇、颏关系是面部整体和谐与否的关键因素。以鼻下点和颏前点的连线所构成的平面为Sg-Pg平面（Burstone线）（图4-15），唇部的相对突度可以由此反映。中国人上唇到此审美平面的距离，男性约为1.9mm，女性约为2.6mm；下唇距此审美平面的距离男性约为1.8mm，女性约为1.1mm；上、下唇均位于该审美平面之后。

5. 颏的形状　可分为四种类型：①方形：颏部两侧突出，在颏结节处有一转折，颏结节明显；②圆形：颏部圆钝，颏结节处转折平缓，颏结节不发达；③尖形：颏部尖细，颏隆突呈尖状前突，颏结节不发达；④不对称形：因两侧不对称而呈现不规则的形状。

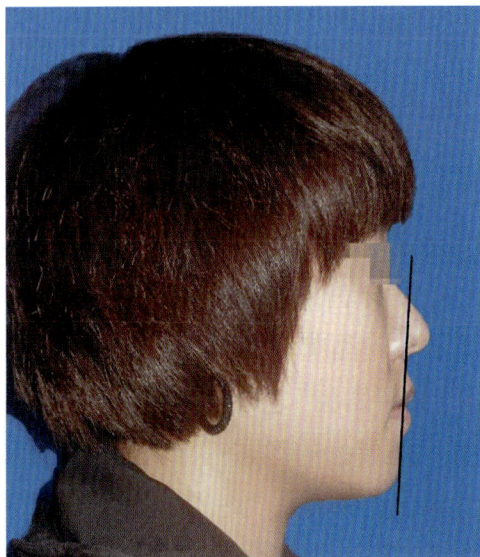

图4-15　Sg-Pg平面

三、颏的理想形态

1. 鼻、唇、颏软组织关系协调。

2. 软组织鼻底点至颏前点的连线平分上唇缘突部并垂直于眶耳平面。

3. 软组织颏前点至唇突点（上唇或下唇）的切线与眶耳平面所构成的内下角应为 $80°\pm5°$。

4. 颏唇沟清晰、适度，颏发育良好，轮廓清晰，微微上翘。

第四节　牙齿的美学

牙齿是口腔的门户，牙齿呈弓形、整齐地排列于口腔之中，组成完整的牙列，行使咀嚼、语言等各种功能。一口整齐、洁白、漂亮的牙齿不仅使人的容貌增色，而且是人体健美的重要标志之一（图4-16）。

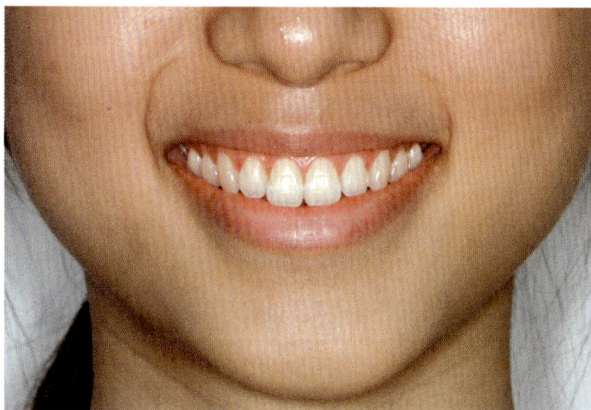

图 4-16　健康的天然牙

一、牙齿的美学意义

健康亮丽的牙齿应该具有光亮的色泽、完美的形态、优良的质地、完整的结构、正常的数目和恰到好处的排列，此外，还没有牙体疾病的影响。如果上述某一方面出现问题，就会成为困扰人们追求容貌美丽及身心健康的障碍。

1. 牙齿的色泽　成年人发育良好的牙齿呈浅白色、浅黄或半透明的象牙色，表面光泽柔和。晶莹洁白的牙齿配以健康红润的口唇，给人以健康的美感，使容貌更加完美，故有"朱唇皓齿"之说。

2. 牙齿的形态　牙齿有切牙、尖牙、前磨牙及磨牙，它们形态各异，其中切牙和尖牙与容貌的关系最为密切。牙齿的形态与面型相协调，如长脸型的人，牙齿也偏长；而圆脸型者，牙齿形态较短小、圆润。

3. 牙齿的数目　因某些全身因素及先天疾病而造成的牙齿数目异常，如发生在上颌中切牙之间的额外牙、上下颌前牙间的先天缺失牙造成牙列的拥挤或稀疏，面部外形受到影响。如果牙列缺失，上下颌间距变小，面下 1/3 变短，面部软组织凹陷，面容就会显得苍老。

4. 牙齿的排列　牙齿在近似弧线的上下牙弓中按照一定的顺序、方向和位置排列，形成下凹上凸的纵𬌗、横𬌗曲线，及良好的咬合关系和覆𬌗覆盖关系，构成了优美的𬌗曲线（图4-17）。正常的牙列维持了良好的牙弓形态和面颊唇部的对称和丰满，而且使人发音准确、语言清晰。

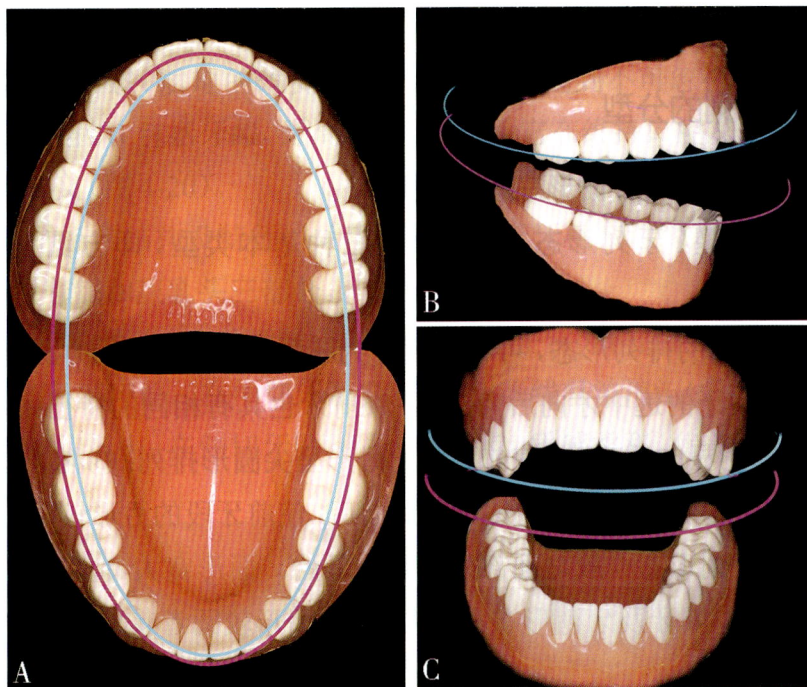

图 4-17　牙列曲线美
A.纵𬌗曲线　B.横𬌗曲线　C.上下牙弓形态

二、牙齿的美学参数

"牙形几何学说"认为，人的牙冠外形似面型，上颌切牙的唇面外形与面型缩小的倒立形状相接近，前牙的冠长与冠宽之比值接近黄金比例。

当下颌处于下颌姿势位，即口唇自然放松时，上颌切牙切缘仅显露 2mm，而下颌切牙不应显露。当微笑时，上颌切牙约显露唇面的 2/3，下颌切牙显露 1/2。上颌前牙切缘的弧度应与下唇内曲线相吻合，而磨牙不应显露（图4-18）。大笑时，上颌前牙唇面全部显露，口角处显露上颌第二前磨牙。

上、下颌前牙应有正常的覆盖和覆𬌗关系，即上颌前牙略向前倾斜覆盖下颌前牙，但不应超过 3mm，覆𬌗不超过下颌前牙唇面的 1/3。

从正面观，上颌中切牙、侧切牙和尖牙之间最和谐的宽度比值是黄金比例。

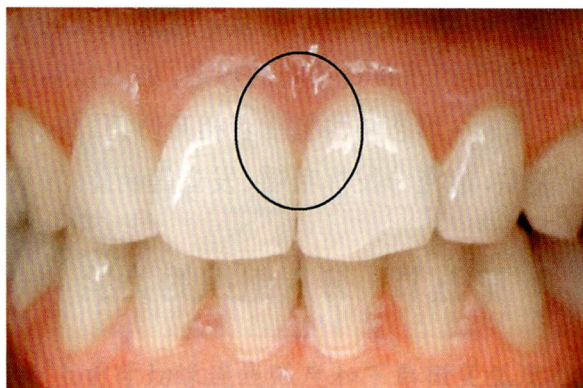

图 4-22 健康的龈乳头

2. 牙槽骨的正常结构及特征 牙槽骨作为颌骨的一部分,是包围和支持牙根的突起部分,形成马蹄铁形的牙槽骨弓,亦称牙槽突。牙槽骨的外侧骨板由骨密质构成,与上、下颌骨的骨密质连续。牙槽骨的内壁称为固有牙槽骨,在 X 线片上呈围绕牙根连续的致密阻射白线,称为硬骨板。当牙槽骨因炎症等原因发生吸收时,硬骨板中断、模糊或消失。固有牙槽骨与牙根之间为牙周纤维,将牙齿牢固地悬吊在牙槽窝中,并具有缓冲压力的作用,避免牙槽骨受到过大的冲击力。

牙槽骨是全身骨骼中变化最为显著的部分,适当的功能性刺激能够促进牙槽骨的发育;若牙列缺失,失去了功能刺激,将发生失用性萎缩,每年平均降低 0.5mm 高度。牙槽嵴不断萎缩,垂直高度变小,面部呈现凹陷的衰老面容。舌体由于失去牙槽骨的限制而增生肥大,影响了语言的清晰及吞咽功能。因此,牙槽骨的萎缩和吸收直接破坏了牙槽骨的形态美和功能美。

二、牙周病对牙周形态美的损害

牙周病的临床特征是牙龈充血、水肿、出血、牙周袋形成、牙周组织附着丧失、牙槽骨吸收,最终导致牙齿的松动、脱落。牙周组织色、形、质多方面发生改变,破坏了牙周组织的正常结构美和功能美。

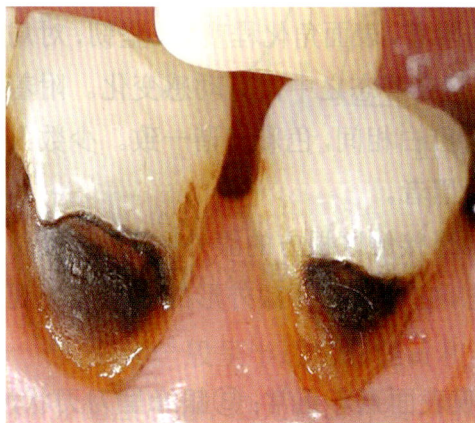

图 4-23 烟斑着色牙

1. 牙面着色 许多食物(咖啡、茶叶、饮料、槟榔等)及药物易使牙面着色。某些金属色素进入口腔后,可附着于牙面或渗入牙龈组织,形成不易去除的沉积物,如铜粉尘造成绿色色素沉积,铁粉为棕色,含铁药物产生黑色沉积。烟斑和茶垢亦使牙面呈黄色、褐色或黑色(图 4-23)。这些牙面上的深色沉积物,破坏了口腔和颌面部的自然美。此种着色通过洁治抛光和漂白等方法去除;良好的个人卫生习惯的养成有助于预防或减少牙面着色。

2. 牙石与菌斑沉积 菌斑、牙石等牙面沉积物为牙周病的主要诱因之一，不但对牙周病的发生和发展起重要作用，而且直接影响牙周外部形态。菌斑及牙石等沉积物黏附在牙面上，使牙面失去质地如玉的光泽，直接破坏了牙周色彩的自然美，并使波浪形的龈缘失去了正常的曲线。

3. 牙龈状态改变

（1）牙龈炎和牙周炎：牙龈炎为牙周炎的早期，主要表现为牙颈部有大量的软垢和牙石附着，牙龈充血、水肿（图4-24）。牙龈的颜色从正常的粉红色变为鲜红色或暗红色。牙龈有炎症时组织肿胀，边缘龈变厚，龈乳头圆钝且与牙面分离。牙龈失去了正常的形态美和色彩美，充血水肿使附着龈点彩消失，表面光亮。牙龈质地变得松软、脆弱，缺乏弹性，使附着龈失去了坚实感。随着牙石长期刺激，炎症逐渐加重，牙周袋随即形成。残留在牙周袋内的细菌进一步繁殖，导致牙周溢脓，出现口臭。患者不敢张口启齿，从而产生自卑心理，影响正常的人际、情感交流。

（2）牙龈增生：牙龈可因局部长期刺激而出现肥大、增生。早期牙龈呈深红或暗红色，松软光亮，探之易出血，龈缘肥厚，龈乳头呈球状增生（图4-25）。当血管减少、纤维增生或上皮角化增加时，龈色变浅或苍白。因为长期服用某些药物而导致的牙龈肥大增生，可覆盖部分牙面，并波及附着龈，牙龈表面呈桑葚状或分叶状，严重者甚至覆盖大部分或全部牙冠，使临床牙冠明显变短，牙面的黄金比例失调，失去了视觉上的美感。

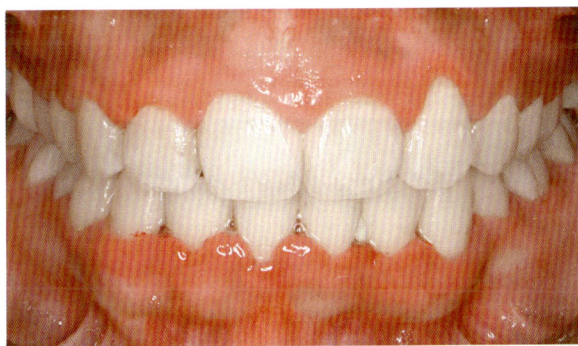

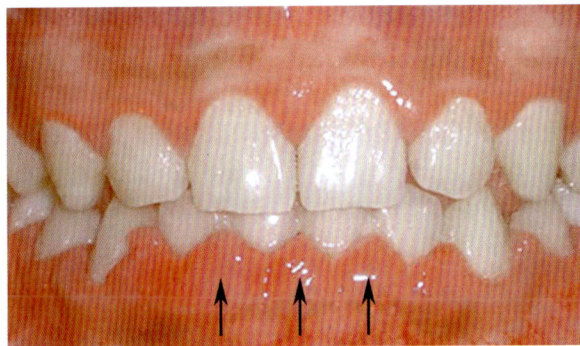

图 4-24 牙龈炎   图 4-25 牙龈增生（箭头示）

（3）牙龈退缩：因为生理性增龄变化或病理性变化，如刷牙不当、不良修复体的刺激、解剖因素等造成的牙龈退缩表现为龈缘向根端迁移，使部分根面暴露，牙齿过敏，牙间隙增大，临床牙冠变长，出现"黑三角"，使牙齿美观受到影响（图4-26）。牙间隙过大除了影响牙周形态美外，还影响发音和语言功能。

4. 牙齿松动和移位 在牙周病的后期，由于牙周组织受到破坏，牙齿出现松动和移位，明显破坏了牙列自然的形态美。侵袭性牙周炎患者，如青少年牙周炎患者常在早期即可发生上、下颌前牙向前向外移位，出现较大的牙间隙，即典型的扇形移位，严重破坏了正常牙齿排列的对称性和曲线美。牙齿的倾斜和移位不仅影响形态美，也影响牙齿的咀嚼功能和语言功能，导致患者发音不清、消化不良，造成衰老面容，甚至损害全身健康。

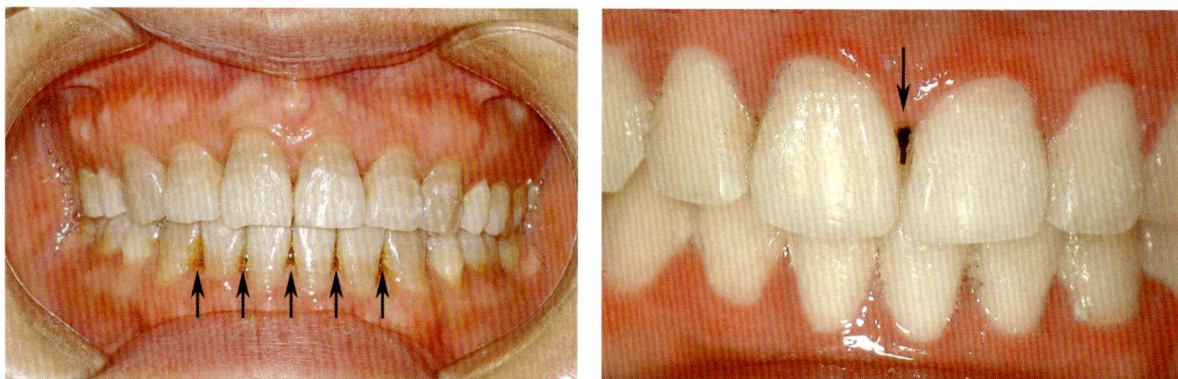

图 4-26　牙龈退缩（黑三角，箭头示）

三、牙周病治疗的美学

牙周美容治疗的目的是通过牙周手术及修复的方法，改变形态缺陷的牙周组织，如龈退缩、牙龈"黑三角"、龈裂、龈高点偏移、龈缘线不一致等。近年来，牙周治疗领域有了新的发展，各种牙周外科手术逐渐普及，从引导性牙周组织再生术到牙周植骨术，使牙周结构得以恢复，真正达到完整意义上的牙周美容修复。目前，牙周病治疗的美容修复已经形成体系，它是通过多个方面、多种手段、有序治疗才能完成的。

1．首先采用龈上洁治术、龈下刮治术、根面平整术以消除龈上和龈下的菌斑、牙石（图 4-27，图 4-28）。

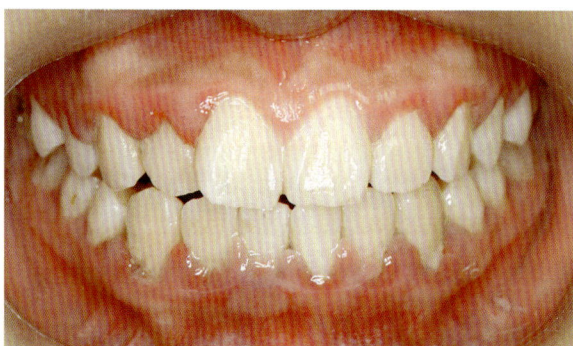

图 4-27　牙龈炎治疗前

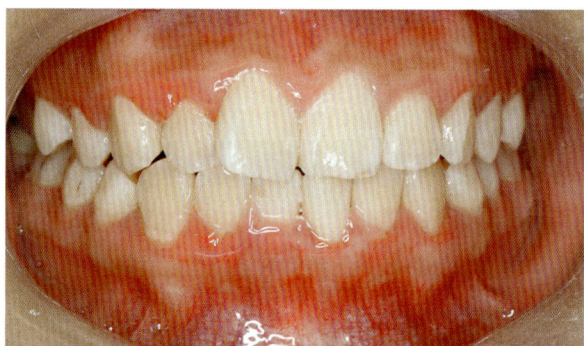

图 4-28　牙龈炎治疗后

2．在炎症控制后施行的牙周美容手术有牙龈切除术、牙龈成形术、牙冠延长术等（图 4-29，图 4-30），主要解决前牙美容性的牙龈美观问题，即龈缘线的对称、龈缘线的高度、龈微笑线的调整，使牙齿与牙龈的外观协调、美观。

3．对想保守治疗且对美观要求较高的患者，通过改变修复体外形，适当调整邻牙接触区到牙槽嵴顶的距离来部分覆盖"黑三角"，使邻牙间隙相对隐蔽。此外，采用正畸治疗可以使松动牙固定，移位牙复位，从而获得整齐美观的牙齿。

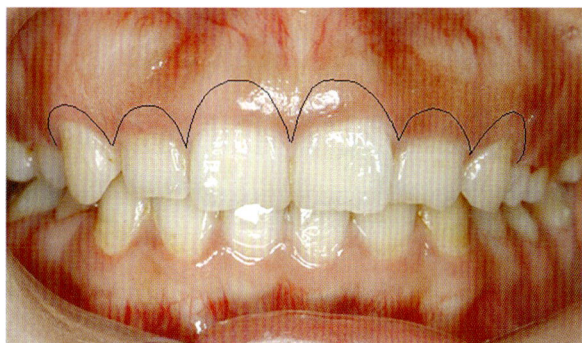

图4-29 牙龈切除成形术前

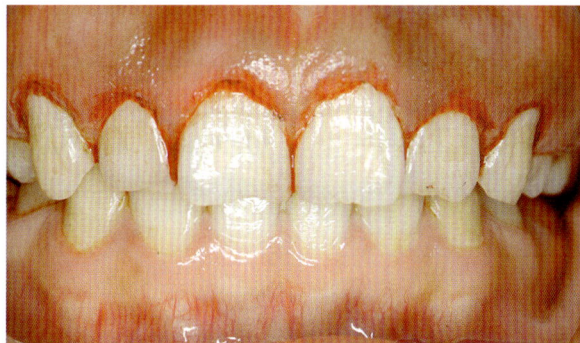

图4-30 牙龈切除成形术后

练习题

1. 当下颌处于息止颌位和微笑时，上、下颌切牙分别显露唇面是多少？

2. 请查阅相关资料回答：侧面观面部审美标准中"四高"和"三低"分别是指什么？

3. 完全微笑时暴露的牙齿有多少个？暴露的牙龈范围是多大？在临床实际中有什么指导意义？

4. 列举出微笑对人体的十大益处。

5. 何为牙龈"黑三角"？造成"黑三角"的因素有哪些？

6. 影响牙周形态美的牙周组织因素包括哪些方面？

（王　丽　罗亚莉）

第五章　口腔医学美学在口腔修复学中的应用

第一节　口腔色彩学的应用

一、视觉比色

视觉比色的原理是以孟塞尔颜色序列为标准，分别制成含有不同等级的色标，通过目测的方法，逐一确定和标记天然牙齿的色度、明度和彩度。

（一）影响视觉比色的因素

1. 比色环境　光源、牙龈和唇颊舌黏膜及测色背景构成了测色环境。光源的种类、强度、入射量和入射角度是影响视觉测色的主要因素。牙龈、唇颊舌黏膜、诊室墙壁、患者的服饰以及面部化妆颜色等所产生的反射光，均会干扰正常的测色。采用的光源性质和强度对测色结果也有一定的影响。在光谱不全的条件下，牙的颜色容易因周围环境优势光线的增强作用而影响比色结果。

2. 个人辨色能力　人对物体颜色的感受首先依赖于正常的视觉生理功能和正常的视觉心理，15～29 岁是比色、辨色的最佳阶段。人对物体颜色的感受还表现在对颜色知识的理解和掌握程度。人对颜色的感知能力有较大的个体差异，需要通过训练加以改善。在选色比色时，可以通过偶尔注视一下中性色（如灰色）或牙齿颜色的补色（如蓝色）来消除观察者的眼睛疲劳，使其能更准确地选色。视角的影响在于比色所处位置和角度的反射光量的变化。视疲劳时会降低视觉细胞的敏感性。

3. 比色板因素　修复科中最常用的视觉测色法就是把比色板作为颜色的标准来与

天然牙颜色进行比较，比色板一般可分为传统比色板和三维比色板两种（图 5-1）。这种方法操作简便，但也存在明显不足：①比色板往往颜色范围不够宽，各颜色之间色差太大或排列不合逻辑。②口腔科医师与技师之间对颜色的主观感觉不同，使比色结果缺乏稳定性。③不能将所得的结果，转变成 CIE（国际照明委员会）专用指标。④用于金瓷修复的比色板缺乏金属基底层，这与临床所做的金瓷修复体有很大差异。比色板用于金瓷冠的比色是不合适的，这是因为金瓷冠有金属内冠，而比色板是纯瓷粉烤制而成的。⑤比色板的瓷层厚度与实际所做修复体的瓷层厚度相差甚远。比色板瓷层厚度 4mm，而金瓷冠唇侧瓷厚度仅 0.7mm。

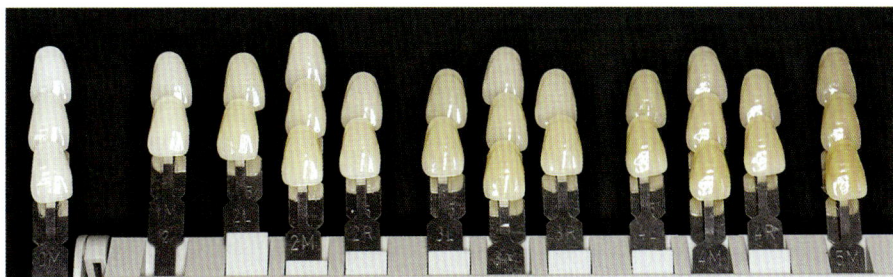

图 5-1　三维比色板

4. 牙齿因素　天然牙表面颜色特征复杂多变，牙冠的颈、中、切端的彩度、明度、色度和透明度的差异均会增加视觉测色的难度。测色部位选择不同也影响测色结果，一般选择牙冠唇面的中部，而避开牙冠表面的变色部位。

（二）视觉比色方法

1. 光源的选择　常用的光源有日光和荧光灯。日光应选择日出后 3 小时和日落前 3 小时的时间段，最佳的比色日光是上午 10 点至下午 2 点之间避开直射的自然光。选择荧光灯比色时应要求光源的色温为 6 500K，照度为 1 600～2 000Lx，演色指数高于 90。为避免同色异谱现象，可以同时采用这两种光源进行比色，并对结果进行评判。

2. 创造临床比色的中性环境　尽量减少和排除比色环境中其他物体的光反射对比色产生干扰。临床诊室的墙壁、天花板、家具和用具应是中性色，并将其光泽度降到最低，推荐的颜色为灰色，患者就诊时应卸妆，身着艳丽服装的患者，可覆盖中性色的治疗巾。

3. 消除人为因素的影响　牙体预备前比色，比色时间控制在 5 秒以内，牙体距离眼睛约 50～60cm。比色前可凝视蓝色或灰色的治疗巾，清除牙齿表面的着色，对于极具颜色个性的牙齿部位采用中性色板遮盖的方法。比色者应为色彩感觉正常的人。

4. 比色时应迅速浏览比色板　先判定天然牙所在颜色区间，其次才在该区间内确定天然牙的彩度和明度，将色度、明度和彩度分开比较的方法较为科学。一般确定色度较容易，而确定彩度和明度比较困难。在不能确定彩度和明度时，应选择彩度值低和明度值高的比色片，因为降低彩度和提高明度非常困难。

5. 矫正比色结果　在多种条件下比色并取其平均值，如牙面干燥和湿润，上下唇的不同位置,不同的光照角度以及观察角度等。牙体色彩的一般规律也可作为比色矫正。如尖牙的纯度比中切牙和侧切牙高两级,下颌中切牙的纯度比上颌中切牙的彩度低一级等。

6.比色是瞬间完成的动作,但却是生理功能和心理行为的综合结果。比色的结果将直接影响修复体的颜色,但一个完美的比色结果,并不等于患者满意,还有待于色彩记录的转达和复制。

7.由于对颜色感知的个体差异以及对美观概念理解的不同,比色还要征求患者的意见。只有获得患者认同的比色结果,才是理想的比色结果。

二、计算机比色

采用比色仪直接测试天然牙的色彩。其原理是使用光纤或多个传感器将牙齿的反射光线作相应的数据处理,经比较仪器内部的数据,而在图像显示器中显示牙齿的三刺激值、分光辐射亮度、光亮度、相关色温、色度坐标、偏色判定图、分光反射率及分光透射率等相关数据。常用的仪器有分光光度计、色度计和RGB(色光三原色)成像装置等。

计算机比色可以减少直观因素对比色结果的影响,结果较客观,描述较规范统一,可重复性好。但仪器价格昂贵、比色精确度受仪器设计及测色方式的影响,不能完全取代比色板比色。

三、颜色信息的转达

修复体是由医师和技师通过相互配合、相互协调和准确交流而共同完成的。各专业化义齿设计单的使用、专业比色计的应用以及利用口内扫描—电脑传递技术等均可帮助医、技之间获得准确的信息交流。所有信息交流中最困难的是颜色信息的转达,因为颜色受光源、人为因素、环境、比色板和牙齿等因素的影响,易出现偏差。

颜色信息的转达需注意以下问题:

1.颜色转达有两个含义 ①临床医师对颜色准确无误地理解和判断,精确细致地将颜色记录在案;②技师对临床医师记录的颜色可以正确理解,通过精细加工,再现医师所需要的颜色,两者缺一不可。

2.牙齿的形状 由于牙齿的形状和颜色密切相关,因此,记录牙齿颜色时,应记录牙齿的形状,如椭圆形、方圆形或尖圆形。

3.表面纹理 每个人牙齿表面的纹理不尽相同。如牙面的平滑或粗糙,发育沟和生长线的位置及其明显程度的不同等。

4.光泽度 最好是分别在干燥和湿润两种情况下观察牙齿表面的光泽度。就烤瓷冠而言,增加光泽度的方法有自动光泽和过度光泽两种,自动光泽是指不加牙釉质瓷粉,烤瓷冠在烤瓷炉中自动上釉;过度光泽是指加牙釉质瓷粉,烤瓷冠在烤瓷炉中上釉。

5.比色板色号 记录比色板色号是颜色转达中的关键步骤,每种比色片的遮色瓷、颈部瓷、体瓷和切端瓷是固定搭配的,不同比色片的搭配也不同。如果选择色号较困难时,可分区描述,而达到最佳临床比色效果。仪器比色可以减少视觉误差,比色较为准确和稳定。

6．牙齿表面颜色特征的记录 牙齿表面颜色特征有的清晰,有的不易察觉,要通过细致的观察,规范的表达和文字说明,同时也辅助彩色铅笔勾画,来表现特征的形和色。常见的牙齿表面颜色特征包括牙釉质裂纹线、钙化不全斑点和条纹、切牙磨损、下颌前牙切端色环、牙根暴露、楔状缺损、不规则颜色分布等。

四、色彩学在口腔修复工艺中的应用

在口腔修复工艺中科学地利用色彩学及视觉原理,能够提高美学修复效果。

1．同步对比适用于明度 就一个牙齿来说,近颈部明度较低,体部较亮,近切端和切端的边缘区透明层较多,因而具有不同的层次、不同的视觉效果。近切端的透明层调和了正性空间(牙列所占有的空间)和负性空间之间的冲突。透明层较多时牙齿层次感、立体感强烈,而且较活泼;而透明层较少时,牙齿本身的层次感消失,显得呆板。不同的牙齿,亦可以通过明度的调和与对比建立主次秩序,建立平衡,创造和谐与美。

2．在边界对比规律的口腔应用中,由于口腔中黄白色的牙齿和红色的牙龈及口周组织接触相邻也会产生对比效应,无论用什么材料做桩冠或冠修复时,牙颈部近龈处应使用中性如灰色材料补偿边界对比引起的色变感觉。

3．口腔修复中,利用视觉原理中轮廓对比的规律"白近黑远",适当改变牙齿的视觉位置和视觉形状,有意识地纠正人工牙在排列或色彩上的差异。

4．明度调和与对比原理相同,对比是扩大明度的差异和对立,确定明显的主次关系,确定牙列在整个微笑构成中的地位;而调和则是缩小这些差异和对立,缓和对立因素,增加统一性。

(1) 不同牙齿明度的调和:是近似明度的调和,可以成为过强明度对比的中间色,同时也可以在中切牙、侧切牙和尖牙之间形成一种渐变的、等差的、和谐而又有秩序的调和效果。

(2) 同一牙齿明度的调和:同一牙齿的切端、体部和颈部可以通过加入灰色和白色进行调和,近1/3、中1/3和远中1/3亦可以进行分割调和。

五、视错觉在口腔修复工艺中的应用

在口腔修复临床中,人们可以利用视错觉原理,结合自己的审美经验,制作出精美的义齿。

1．利用光学错觉改变牙齿形态

(1) 使牙体变"阔":减小唇面突度,扩大近中和远中唇面线角之间和发育沟之间的距离,会使人感觉到牙体变宽。

(2) 使牙体变"窄":要使牙体近中或远中变窄,只要把邻面轴面角适当修锐,唇面突度适当增加,适当缩短发育沟之间距离,并增加唇面表面纹理,使其不规则地反射和散射

光线，这样不仅会在视觉上显得窄小，而且看上去更加逼真自然。

（3）使牙体变"长"：加大牙颈部和切缘的突度，使反射光线产生折射，就会使牙体显得长。

（4）使牙体变"短"：控制切端和牙颈部的突度，并减小切龈径长度，适当加宽近远中径，也能使长度在视觉上相对地减小。

例如修复缺隙过大的前牙时，若按常规方法修复，过宽的牙冠与同名牙不协调，而且破坏了前牙长宽比例的"黄金分割"美。可以根据立体物受光的多少造成视觉上大小差异的原理，采用修锐轴面角，加大唇面突度的方法，即缩小正面受光面积，使唇面中部的亮面减小，近远中暗面增加，从而造成旁观者的视觉错觉，感觉该牙并不太宽。另外在过宽的切牙唇面将纵形发育沟适当加深，能增加该牙变窄的感觉。

修复缺隙过窄的前牙时，应该选择唇面平坦、光滑的人工牙，减小暗面，并适当增加颈缘的弧形发育沟。对于切龈径过长或过短的前牙间隙，在唇面颈部突度上做相应调整，也可达到"以假乱真"的视觉效果。

2. 利用天然牙表面粗糙改变牙色　天然牙表面有许多微细、凹凸不平的小区，在光线照射下产生漫反射，给人一种非常自然的感觉，所以在修复前牙时，如果仿照同颌同名牙的发育沟、隆突、小平面和牙颈部的牙釉质横纹等细微结构，雕刻出不平坦、不规则的纹理，使之产生漫反射光线，就会造成视觉上"真实"的质感；相反，如果把唇面磨得十分光滑，成为平面，致使光线平行射入又平行射出，就会使牙的形态显得呆板，缺乏活力（图5-2）。

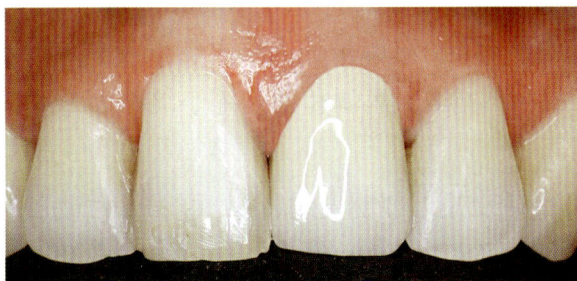

图5-2　过于光滑的修复体表面缺乏自然感

3. 利用视觉平衡原则　视觉平衡是指支点两侧视觉重量的平衡，它与心理感受程度成正比。视觉重量有以下特点：动的比静的重；在淡色的背景上，深色比淡色重，而在深色的背景上，淡色比深色重；粗线比细线重；体积大的比体积小的重；颜色鲜艳的比灰暗的重；近的东西比远的东西重；离支点距离远的比离支点近的重。

4. 性别、性格的视觉体现　从性别特征上看，男子的主要特征是力量与坚毅，可概括为刚性；女性则是贤淑与温柔，可概括为柔性。

（1）性别在前牙上的视觉特点可在牙的轮廓线上表现出来：为女性患者选择的人工牙呈卵圆形，近中切角修圆钝，这样两线相交呈曲线"流动"；切缘线宜略弯向下，与远中边缘连接处应圆缓；唇面的近远中突度和骀龈向突度也应圆缓，略显平坦，外形高点处勿呈棱角。为男性患者选择人工牙时，近中切角宜较尖锐，使观者的视线不在两直线上停留，而是快速地移到两直线交点（角尖），在此形成视焦点，产生视觉停顿，这种富有快节奏的感觉与男性刚劲有力的动作和坚毅的性格相联系。

（2）性别体现还可以表现在个性排牙方面：一侧中切牙牙颈部稍向舌侧，另一侧稍向唇侧，显得自然优雅，适用于女性；两侧中切牙近中面向唇侧扭转呈微外翻状，感觉强而有力，适用于男性。侧切牙小而不显眼，与中切牙部分重叠或近中面向唇侧扭转，能展现女性魅力；相反，近中面向舌侧扭转，则显示男性气概。

（3）义齿的性格化

1）温柔型：切缘和唇面呈圆弧状，不可有锐角或钝角，近远中面线条宜柔和，切缘微向内缩，整个形态以贝壳状圆形为宜。

2）刚强型：方型形态，切缘平整锐利，远中角与近中角呈锐角或直角，唇侧丰隆，由牙颈部到切缘呈有明显角度的转折点，近远中面呈直线。

3）儒雅型：切缘的近中角不宜太锐，唇面突度不宜太小，选牙的考虑可以朝儒雅的男性化表现去设想。

4）慈祥型：切缘的近中角不宜太锐，唇面突度不宜太小，由牙颈部到近远中两边修成尖型，切端修成磨耗状态，义齿近远中接触点修改成面的接触关系。

5."变线透视状态"也是一种视觉假象，是值得口腔修复医师注意的问题。临床上大多数医师站在患者的右后方，边调磨边观察，由于其视线与唇面呈倾斜交角，产生渐远渐短的变线透视状态，其结果使该牙的垂直视觉长度比斜角视觉长度要长，影响美容效果。

（孙　杰）

第二节　义齿仿生修复美学

一、义齿仿生修复美学的基本概念

义齿仿生修复美学是利用生物仿生学的基本原理，采用先进的人工材料及工程技术方法，并应用相应的工艺美术技术，使口腔修复体的设计与制作达到逼真自然和协调美观的美学修复过程。

烤瓷修复体是迄今为止应用义齿仿生修复美学理论，改善修复体形态、颜色及光泽等外观特征最理想的修复体，在恢复咀嚼及发音等生理功能上也具备较好的临床效果。

义齿仿生修复美学还可以应用于可摘义齿的修复，使牙体形态及基托的仿生效应也达到以假乱真的效果。

二、义齿仿生修复美学的临床应用

1.烤瓷修复体　在烤瓷冠仿生修复美学的应用中，颜色的恢复比形态的恢复更为重要，也更为精细和复杂。在具有较高欣赏水平的患者中，牙齿形态的轻度异常或排列的轻度不整齐，患者尚能理解和接受，但如果牙齿颜色轻度异常，就会引起患者的不满意甚至不予接受。因此，在对上述患者牙齿的设计与加工过程中，一定要有准确的颜色记录方式，同时应用仿真效果瓷材料，采用一些特殊的烤瓷工艺技术，在修复体上模仿出年龄、性别特征及钙化不良、色斑、隐裂、磨耗等牙体唇面和切端的自然特征，使修复体达到神形兼备的效果（图5-3，图5-4）。

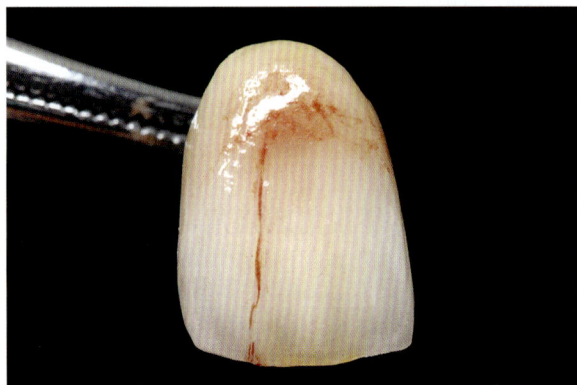

图 5-3　烤瓷仿生修复冠

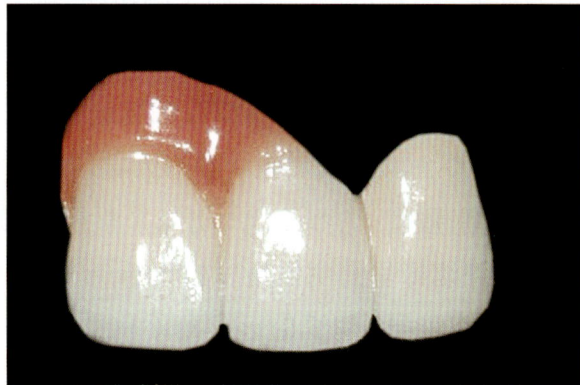

图 5-4　仿生牙龈瓷

在制作以上特殊颜色与形态特征的修复体时，一定要注意将牙齿的解剖形态、功能特征与个性特点结合起来，力求修复体与邻牙及对颌牙的特征一致。

2. 人工牙的选择　应用范围最广泛的是各种类型的复色树脂牙，选牙时注意比色及适当调整形态，即可满足个性与仿真制作的需要，达到较好的修复效果。应注重保存患者拔牙前的病例记录及照片，这些都有助于选择牙齿的大小、形态与排列方式，还应注意牙型与患者面型、性别、年龄等因素的协调关系。

3. 隐形义齿　又称为弹性义齿，是可摘局部义齿的一种。它采用高弹性、抗折力强的材料取代普通可摘局部义齿的金属卡环和树脂基托部分，基托色泽接近天然牙龈组织，制作的可摘局部义齿可避免金属色暴露而影响美观，修复效果逼真，能更好地达到美观性能要求（图5-5）。

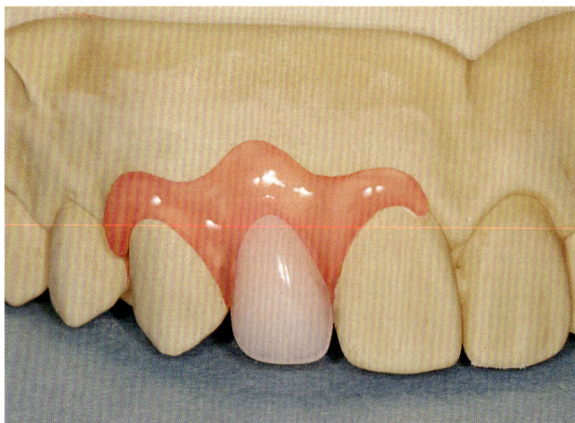

图 5-5　隐形义齿

（1）固位体的设计：良好的固位和稳定是义齿发挥功能的前提。隐形义齿的卡环实际上是树脂基托的延伸，隐形义齿依靠基托材料的弹性能够进入基牙倒凹区，从而产生有利于义齿固位的卡抱力，同时基托进入基牙倒凹区形成的制锁力也有利于义齿获得稳定的固位。根据缺失牙的部位、数目，基牙和牙槽嵴情况的不同，卡环设计的类型也多种多样，常见的卡环设计有围卡、圈卡、壁卡、叶状卡等。

（2）缺失区域的美学设计：单个或少数前牙缺失，一般在邻牙上设叶状卡，舌腭侧以基托对抗。腭侧基托尽量小，后缘隐于第一腭皱的凹陷处，以减少异物感。多数前牙缺失，除在邻牙上设叶状卡外，还可以在远离缺隙的基牙上设杆状卡或传统卡环，以加强固位和减轻邻牙负荷。

（3）支持设计：一般前牙区采用黏膜支持；在处理磨牙区牙列缺损及牙列大部分缺损的病例时，根据情况在基牙上设计隐形树脂支托、铸造支托或扁钢丝支托，以免义齿受力下沉（图5-6）。也可采用弹性树脂与传统 PMMA 树脂铸造支架联合设计的方式（图5-7），分散𬌗力以达到良好的修复效果。

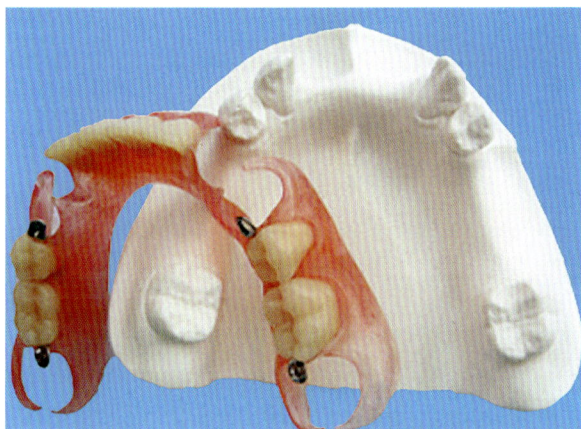

图 5-6 隐形义齿与铸造支托设计

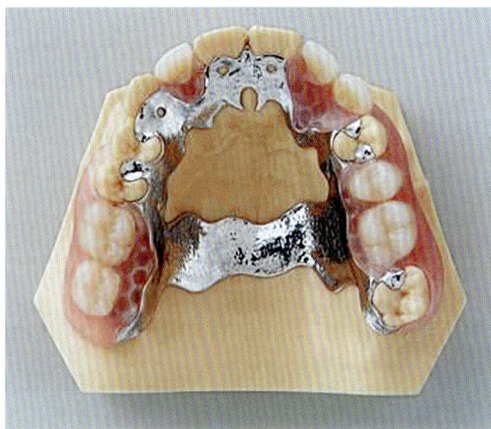

图 5-7 隐形义齿与铸造支架联合设计

4. 基托 在有基托的可摘义齿，尤其是全口义齿修复中，基托的仿生加工特别重要。一副制作工艺精良的全口义齿，再加上栩栩如生的基托仿生处理后，其实用价值、观赏价值及情感价值都会得到质的升华。

（1）全口义齿笑线的曲线美：笑线的曲度合适，显得自然轻松、心态平和、精神抖擞；曲度太小，则效果相反，显得苍老虚弱。

（2）牙龈外形的动态美：在义齿的唇、颊面蜡型上，用蜡刀与牙齿长轴呈45°～50°角，由左向右沿人工牙牙颈部雕刻出牙龈缘自然形态，应注意表现龈缘的波浪形曲线之美（图5-8），并突显出牙根的突度所形成的起伏美感（图5-9），及牙龈缘处时隐时现的朦胧美感。

还可根据患者年龄、性别等综合因素，设计并仿制牙龈退缩现象、牙根暴露状况及牙颈部、切缘磨损，初期龋蚀及牙体脱矿或钙化不良等情况。同时，还应注意恢复与仿制龈乳头的自然形态，龈乳头必须呈现丰隆与舒展有力的外形。雕刻老年人龈乳头蜡型时，可使其附着龈的点彩消失，突出牙龈失去弹性与萎缩的外观特征。

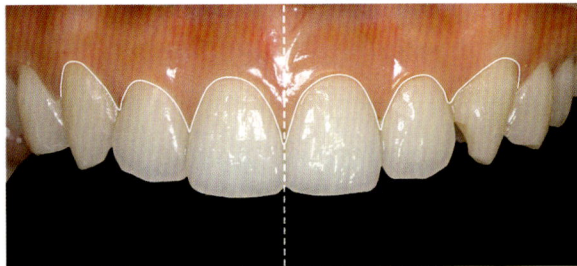

图 5-8　龈缘曲线

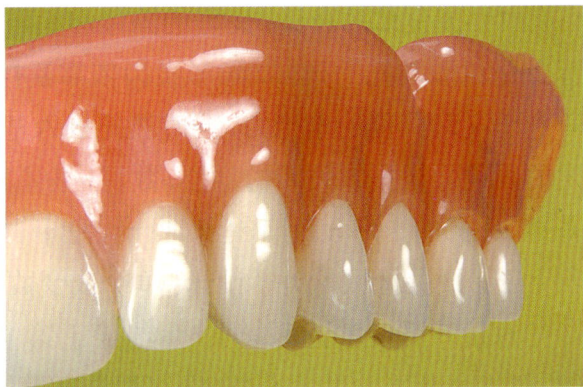

图 5-9　义齿仿生基托的根形制作

（3）腭皱襞外形的自然美：上颌全口义齿组织面的主要标志，即上颌前部由腭中缝向两侧呈辐射状发出的软组织横嵴，谓之腭皱襞。准确的印模可使腭皱襞原型完整再现，也有助于上颌义齿腭皱襞原位仿制，这样既可增加义齿的逼真美感，又有利于全口义齿的固位与发音（图 5-10）。

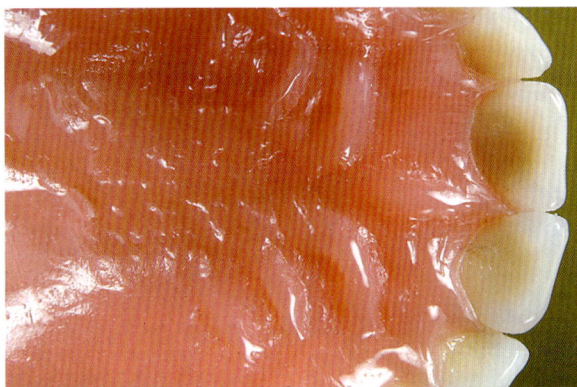

图 5-10　义齿仿生基托的腭皱襞

（4）磨光面外形的造型美：一副完美的全口义齿，具有很高的观赏价值，白牙红托渲染了造型之美的主题，基托边缘左右对应的前后弓曲线与切迹形态，具有典型的流线与起伏，富有音韵之美；唇、颊、舌腭的凹面造型又产生了一种紧凑与节奏美感。隐约可见的微血管仿生树脂，给基托赋予了生命力。

（柴　斌）

第三节　牙体缺损的美学修复

牙体缺损是牙体美学修复中的常见病、多发病，是指各种牙体硬组织发生不同程度的质地和生理解剖外形的损坏或异常。由于其正常的牙体形态、咬合及邻接关系遭到破坏，常对牙齿的形态美、牙列的整齐和面部的容貌造成影响。

牙体缺损修复的最有效方法是用人工修复体来恢复和重塑牙齿的形态美和色泽美。目前临床常用的牙齿美学修复体有嵌体、贴面、全冠、桩核冠等。

一、牙体缺损的美学修复原则

牙体缺损修复应体现人体的个性美。因个体的年龄、性别、民族、饮食习惯及文化程度的不同，其牙齿的色泽、形态、质地也不尽相同，在进行修复时应尽量体现出患者个性特征，达到色彩逼真、形态自然、质感真实的视觉审美效果。

二、嵌体的美学修复特点

嵌体是一种嵌入牙体内部、用以恢复牙体缺损的形态和功能的修复体。

1. 金属嵌体　金属制作的嵌体，由于金属颜色与天然牙颜色不协调，已不是理想的修复材料，临床上主要用于后牙修复（图5-11）。

2. 树脂嵌体　用于嵌体的复合树脂需先在模型上制作成型，经高温高压处理后戴入口内，具有操作简便、易于修补、对颌牙磨耗较小、美观性能好等优点。

3. 瓷嵌体　具有卓越的美学性能。按制作工艺分类，有烤瓷嵌体、铸瓷嵌体、CAD/CAM瓷嵌体以及用金沉积法制作的金瓷嵌体等（图5-12）。

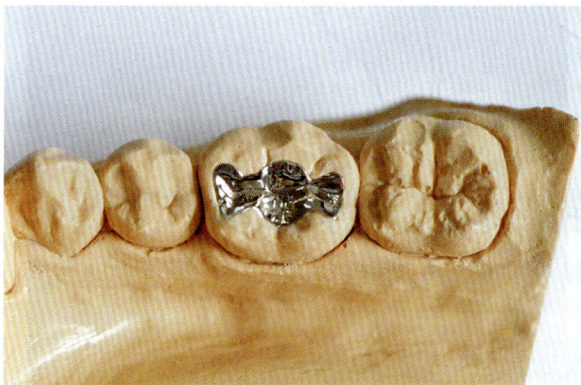

图 5-11　金属嵌体

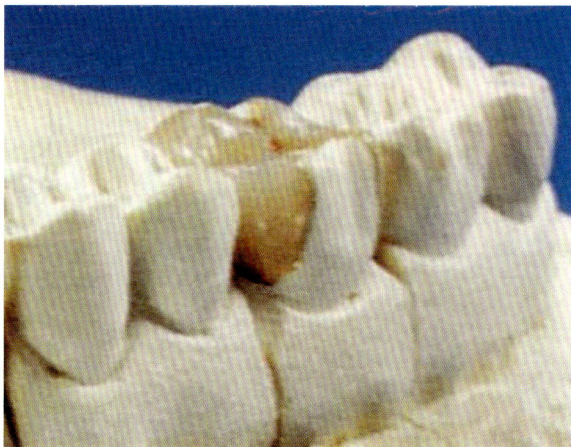

图 5-12　陶瓷嵌体

三、贴面的美学修复特点

贴面按材料可分为复合树脂贴面和瓷贴面（图5-13，图5-14）。

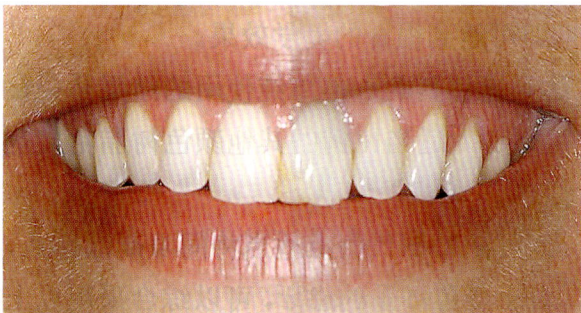

图 5-13　复合树脂贴面修复的上颌前牙

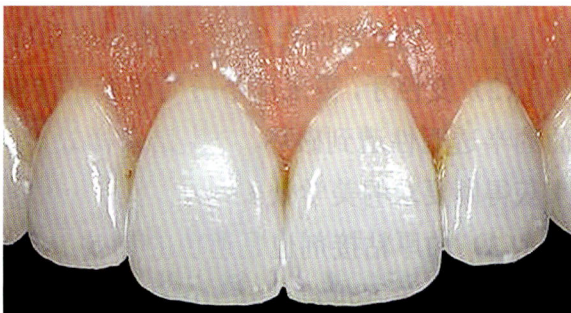

图 5-14　瓷贴面修复的上颌前牙

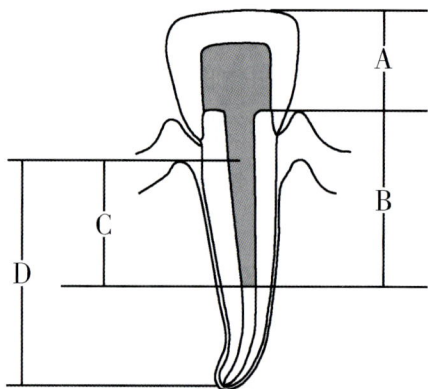

图 5-22　核桩冠根管预备要求
A. 冠长　B. 根桩长度　C. 牙槽骨内桩的长度　D. 牙槽骨内的根长，B≥A，C≥1/2D

3. 桩核的美学修复材料选择　选择桩的材料除了考虑桩对牙根抗力的影响外，还要考虑最终全冠的美观要求。金属存在美学方面的缺陷，而非金属桩核配合全瓷冠的应用，可获得良好的美学效果。目前临床常用的非金属桩有以下几种：

（1）碳纤维增强型树脂桩：为预成桩，树脂粘接剂粘固，复合树脂作核。颜色不佳，需要遮色，限制了在全瓷冠中的应用。

（2）玻璃纤维增强型树脂桩：机械性能略低于碳纤维桩，颜色呈白色或半透明，与全瓷修复体共同使用，美学性能佳（图 5-23）。

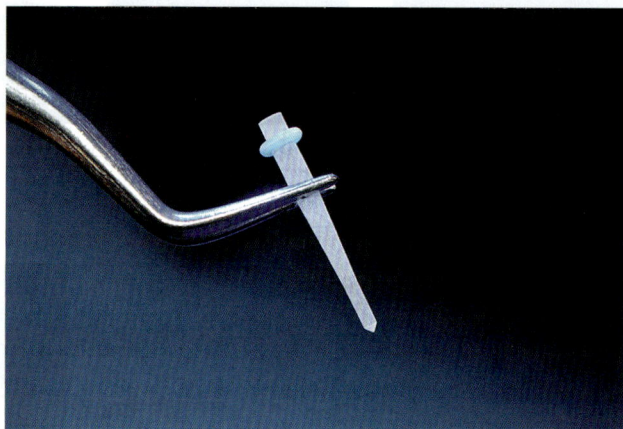

图 5-23　纤维桩

（3）瓷桩：由预成氧化锆棒作桩核蜡型的核心，包埋铸瓷成型，美学性能最佳，很受美观要求高的人群欢迎。但脆性大，易导致根折，故需严格控制适应证。

第四节　牙列缺损的美学修复

一、牙列缺损对机体的影响

牙列缺损是指上颌或下颌牙列中部分牙齿缺失，是口腔临床修复的常见病和多发病，如不及时进行修复，最终将导致口腔内动力平衡的破坏，出现邻牙倾斜、移动、对颌牙伸长、牙周组织破坏、咬合关系紊乱等一系列变化。

（一）对功能美的影响

部分天然牙缺失后，原有的咀嚼功能减退，咀嚼效率下降，进而加重胃、肠负担，同时因咬合紊乱而失去美感，甚至导致颞下颌关节疾病。另外，会造成发音功能的障碍，尤其是前牙缺失对发音的影响最大。

（二）对容貌美的影响

正常的面部容貌是由整齐而健全的牙列来支持和维护的。部分牙缺失后，局部的颌面软组织因失去牙齿的支持而内陷，使面部局部塌陷，影响美观。当多数牙缺失时，会导致面下1/3的垂直距离缩短，面部皮肤形成皱褶，鼻唇沟加深，显得面容苍老。

（三）对心理美的影响

牙列缺损引起的容貌改变、发音障碍会对患者的心理产生负面影响，使患者失去自信，不愿张口说话，不愿参加社交活动。

二、牙列缺损的美学修复特点

牙列缺损后，应及时进行美学修复，以恢复口腔颌面部的美学形态。常用的美学修复方法有固定义齿、可摘局部义齿、种植义齿、固定-可摘联合修复等方法。

（一）固定修复的美学修复特点

随着美学修复认识的不断进步，修复材料和修复工艺技术的发展，对固定修复的制作要求越来越高，既要实用又要逼真，即做到功能、形态、色泽上的仿生和仿真，达到最高的美学修复要求。

1. 形态逼真 固定桥能够完整地恢复缺失牙的天然解剖形态和基牙的自然形态，能够良好地恢复邻接关系和外展隙，具有与天然牙列协调一致的自然美感。

2. 色泽美观 目前固定桥类型大多采用金属烤瓷（图5-24）和全瓷形式（图5-25）。

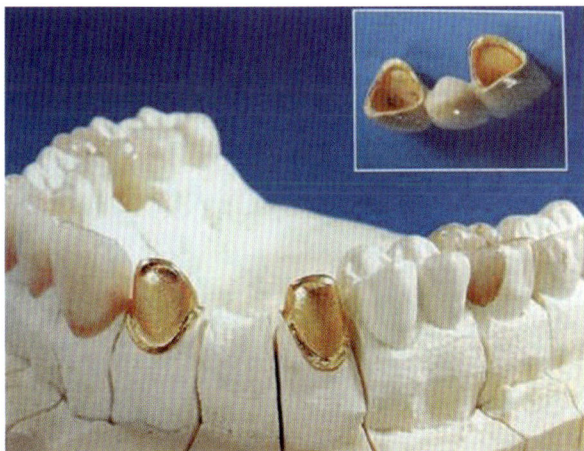

图5-24 金瓷桥

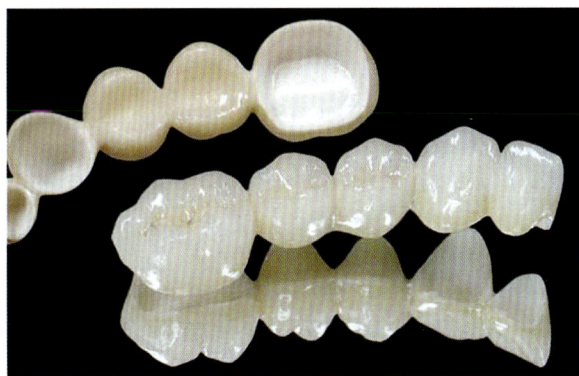

图5-25 氧化锆后牙桥

金属烤瓷修复内层的金属基底增强了固定桥的抗力，外层的烤瓷具有良好的美学性能。全瓷固定桥可以达到更佳的美学效果。

随着材料学的发展，一些通透性好、颜色逼真、强度更高的陶瓷材料可满足口内不同部位的固定修复要求，包括后牙的修复，如玻璃陶瓷、氧化锆陶瓷。这些材料的光学、生物学、美学性能明显更优，将逐渐取代金属烤瓷。

3. 功能良好　固定桥修复后缺失牙的𬌗力完全由基牙的牙周膜传递给牙周支持组织，行使功能时固位、支持、稳定性良好，咀嚼效率高。

4. 基牙预备及固位体的美学要求　应保护牙齿的健康，获得良好的固位形和抗力形，使各基牙间能够取得共同就位道，并且保证修复后固位体与天然牙外形一致，邻接关系、外展隙以及轴面形态均与天然牙列协调，符合美观要求。

前牙区基牙唇侧应设计为龈下肩台，固位体不宜选择金属全冠和金瓷部分冠，而应选择金瓷全冠和全瓷冠，以达到理想的美学效果。

5. 桥体设计的美学要求　桥体既要能恢复缺失牙的形态和功能，又要美观、舒适。根据与牙槽嵴黏膜的接触关系分为无接触的悬空式桥体和接触式桥体。因为悬空式桥体影响美观，不适用于前牙区和前磨牙区，仅适用于剩余牙槽嵴吸收严重、系带附着异常等个别病例。临床上应用最广泛的是接触式桥体，其龈端的设计除了达到美观的目的，还必须考虑舒适及自洁性。

桥体的唇颊侧颈缘线位置也应与邻牙协调。如缺牙区牙槽嵴吸收明显，可将桥体颈1/3适当内收，加大唇面颈1/3与中1/3的突度，以达到美观要求。

6. 连接体设计的美学要求　连接体不仅要求美观，更要保证其具有足够的机械强度。连接体相当于天然牙的邻面接触区，应形成正常的唇、颊、舌外展隙。前牙区对美观的要求高，使得外展隙区成为固定桥最薄弱的环节，可适当加大舌外展隙的接触面积，满足平衡与美观的要求。

（二）可摘局部义齿的美学修复特点

1. 人工牙的美学要求　可摘局部义齿的人工牙是恢复容貌、牙列形态、牙体美观和咀嚼、发音等生理功能的主要部分，应根据患者的性别、年龄、面型、肤色、个性审美以及缺失牙部位的不同而选择合适的人工牙。

（1）形态：人工牙的外形和大小应与对侧同名牙一致，与邻牙协调，长短应与咬合平衡，扭转角度应与牙弓或颌弓外形一致。例如面部较宽大者，应选择较宽大的人工牙；而面部消瘦者，则应选择牙面较窄而略呈弧形的人工牙。

（2）色泽：在人工牙的选择和比色时，应首先参照患者的相邻牙和同名牙的色泽，其次参照其他余留牙、对颌牙以及整体牙列的颜色，还应与患者面部皮肤的颜色和年龄相适应。选色过程中要考虑颜色的色调、明度、饱和度，以达到与天然牙相匹配，增加美学效果。若修复的人工牙颜色过白或过暗，会破坏协调一致的色泽美感。

（3）人工牙的材料：人工牙可分为树脂牙和瓷牙。成品的多层色硬质型树脂牙（复合树脂牙）色泽美观，韧性好，与基托结合强度高，表面硬度大，耐磨损，临床上应用较广泛。

瓷牙的外形和色泽好，硬度高，耐腐蚀，不易磨损，但因其脆性大，易破裂，不易磨改，因而限制了它在临床上的应用，适用于缺牙间隙近远中径、𬌗龈径正常，牙槽嵴丰满，对颌牙牙周健康者。

2. 固位体的美学设计　可摘局部义齿的固位体一般由金属制成，为了保持义齿与口腔组织的整体和谐之美，金属固位体应尽量设置在基牙的隐蔽部位或采用具有美学效果的套筒冠、附着体及树脂卡环（图5-26，图5-5）等进行修复。目的是尽可能消除或减少金属暴露，以提高固位体的美观性能。

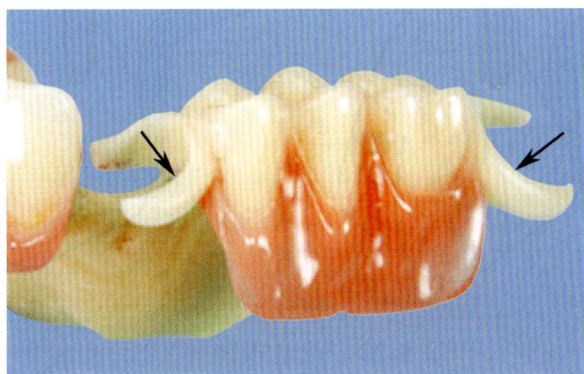

图 5-26　牙色卡环

　　目前卡环式可摘局部义齿因适应证广泛、价格便宜等优点仍是临床上最常用的修复体类型之一。树脂卡环虽然美观性能好，但机械性能缺乏长期稳定性，故铸造金属支架仍是卡环材料的最佳选择。

　　而美观金属卡环只能通过合理利用美观固位区来遮蔽金属及通过改良卡环设计来减少金属暴露（图5-27，图5-28）。这里所说的"美观固位区"是指基牙上不影响美观的倒凹固位区（图5-29），在正常功能活动时受到唇、颊、邻牙的遮挡而不显露。主要包括基牙颊轴嵴远中倒凹区、邻面倒凹区、舌侧倒凹区和颈1/3倒凹区。

　　适合设计美观卡环的金属包括金合金和高弹性钴铬钼合金。但金合金强度低、价格昂贵，而高弹性钴铬钼合金具有足够的强度和弹性，设计更灵活，是更合适的美观卡环材料（图5-30）。

　　3. 基托的美学要求　　基托的颜色、范围、厚度、磨光面外形、与天然牙的接触关系以及缺牙区的部位都与美学有很重要的关系。

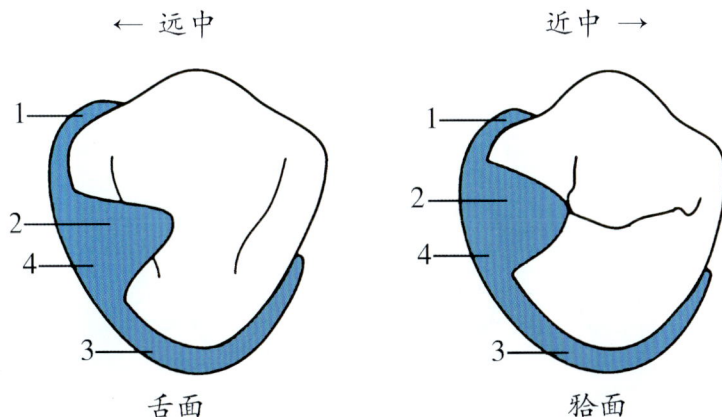

图 5-27　短颊侧固位臂卡环

1. 颊侧短固位臂；2. 远中𬌗支托；3. 舌侧对抗臂；4. 远中邻面板。

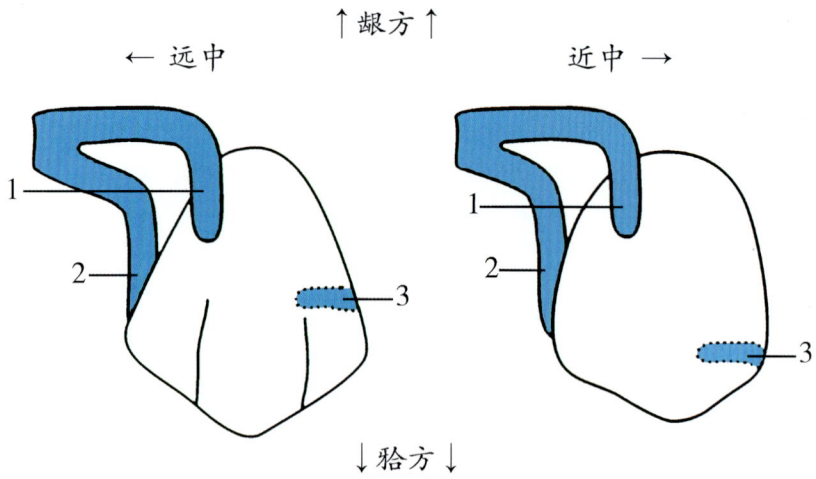

图 5-28　改良 RPI 卡环

1. I杆；2. 远中邻面板；3. 近中𬌗支托。

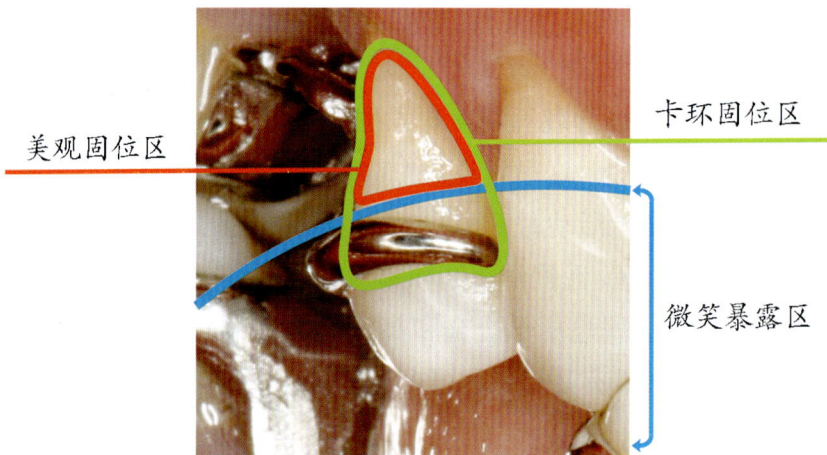

图 5-29　美观固位区

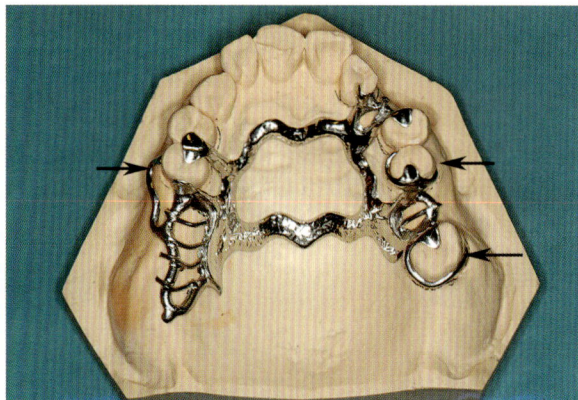

图 5-30　高弹性金属卡环

（1）金属基托强度高，体积小，较薄，易清洁，较舒适，但其色泽不能满足美观要求。树脂基托的颜色与口腔黏膜颜色一致，美观性好。金属-树脂基托兼顾了金属和树脂的优点，覆盖口腔组织的面积可适当减小（图5-31）。

（2）基托在人工牙的颈缘处应有清晰流畅的颈缘曲线，并与相邻的天然牙协调一致。唇颊侧基托应呈现微微隆起的牙根突度外形，形成与天然牙槽骨形态相似的逼真效果。

4．连接体的美学要求　可摘局部义齿的连接体一般为金属材料，在保证功能和强度的前提下，应设计制作轻巧坚固、线条优美、弧度自然、立体感强、高度抛光的连接体（图5-32）。

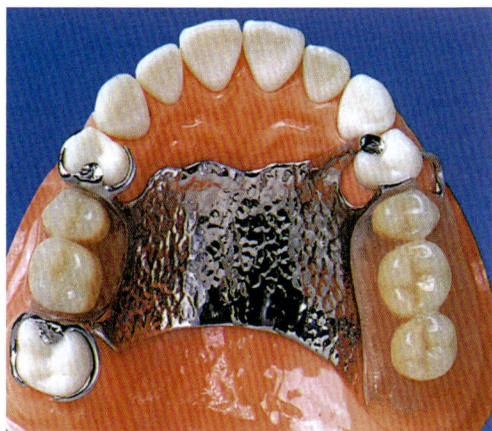

图5-31　金属-树脂基托RPD

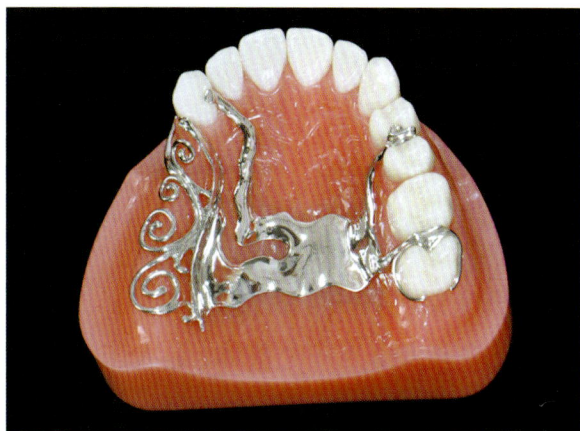

图5-32　钴-铬-钼合金支架

5．其他　①根据适应证，设计固定-可摘联合修复，充分利用精密附着体、圆锥形套筒冠、种植体来减少或消除金属暴露；②通过就位道的设计减小义齿与缺隙邻牙间较大的间隙，改善美观效果；③人工牙的排列中应使上下牙列中线对齐并与面部中线一致。如上下牙列中线不能对齐时，应优先使上牙列中线居中；如面部缺损成面部中线偏斜，则要利用排牙尽量弥补缺陷，而不要使其更明显。

第五节　牙列缺失的美学修复

一、全口义齿的美学修复与人体美

全口义齿修复恢复了患者的咀嚼、发音等功能，增进了患者的全身健康美。人工牙列替代了缺失的天然牙列，恢复了牙列的完整性。患者戴用全口义齿后，减轻了心理压力，可以微笑自信地融入社会，促进了心理健康，进而促进了人体美。

二、全口义齿的美学修复特征

全口义齿的修复既要符合解剖生理原则和生物力学原则，恢复咀嚼、发音等功能，又要能使患者产生美感，具有美学价值。全口义齿的工艺流程基本上是按美的规律来进行艺术造型的。一副制作精美的全口义齿，其本身就能够体现出形式美的法则。下面从形式美的六大规律来阐述经典排牙法制作的全口义齿（图5-33）的美学特征。

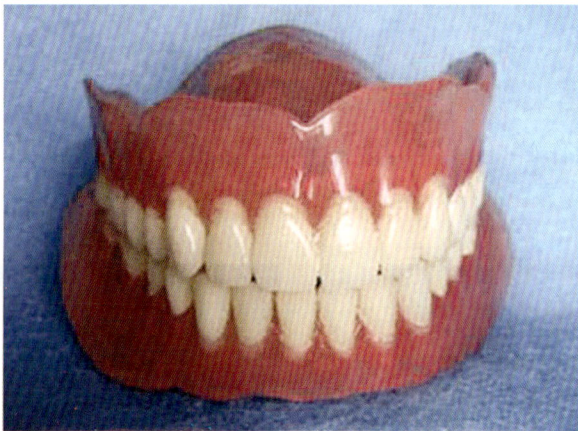

图 5-33 经典排牙法制作的全口义齿

（一）单纯齐一

全口义齿作为一个整体，是人工牙一个接一个有规律地排列成与颌弓形态一致的牙列，借助基托附着在牙槽嵴上，从唇、颊、腭、舌、𬌗面观，都能感到很有秩序和条理，是一种整齐美。但各个牙的形态又不是完全相同的，是单纯而变化的，没有单调感。单纯齐一和统一变化相协调，更增加了美感。

（二）对称均衡

全口义齿充分体现了对称和均衡。

1. 对称　两侧同名前牙在唇舌向、近远中向、𬌗龈向位置等都是对称的；同名后牙则是在距𬌗面的距离、距中线的距离、近远中向倾斜度、颊舌向倾斜度等都是对称的。两侧同名牙的大小、形态、色泽均对称一致，同时所形成的纵𬌗曲线、横𬌗曲线及前牙切缘与后牙中央沟形成的牙弓曲线均是对称的。

2. 均衡　首先人工牙仅是上下对应而不是完全相同，其形态和排列既相似又不同；其次是在牙尖交错𬌗时上下牙尖窝相对、相互锁扣且形成一定的覆𬌗、覆盖关系，使全口义齿在行使咀嚼功能时，能保持前伸𬌗平衡和侧方𬌗平衡。

（三）调和对比

全口义齿的人工牙同天然牙相似，不是单一的白，而是从切端到龈端，颜色由白向黄逐渐过渡，看不到明显的界限，白与黄两者是协调色，过渡自然，更加和谐。

全口义齿的基托是粉红色，属暖色；人工牙的黄白色属中间色，两者红白分明，形成对比。人工牙的大小、宽窄、尖窝形态、排列高低的对比，使修复体的造型更具特色。

（四）比例和谐

在同一副人工牙中各牙的长、宽、高有相应的比例关系，每个牙的长、宽也有自己的比例关系，且这些比例都接近黄金分割比值 1.618。选择前牙既要注意患者的面型，又要考虑患者的年龄、性别、肤色。恰当的比例美，构成了全口义齿的比例匀称美。

（五）节奏韵律

全口义齿排列是左右对称的，颈缘、殆面、舌面、唇颊面的形态都是高低起伏、尖窝沟嵴相互间隔交错。下颌功能运动，周而复始，形成了下颌运动时的全口义齿的节奏美。龈缘曲线具有波浪起伏的流畅韵律。

（六）多样统一

全口义齿的颜色在基托的粉红色、人工牙的白色与淡黄间相统一、和谐。一副全口义齿的人工牙，具有了参差中求整齐，变化中求统一的和谐美。

三、全口义齿的个性化排牙法

经典排牙法形成的全口义齿具有理想殆，但人工牙排列过于整齐，千篇一律而显得呆板，即所谓的"义齿面容"。这是其审美价值上的不足。个性化排牙法指排列人工牙时参照患者的性别、个性、年龄等因素，在经典排牙法的基础上，模拟天然牙列，对前牙的选择和排列形式做适当地调整，在保证具有良好的固位和稳定，口颌系统功能协调的基础上，体现出患者的个性特点，又称 SPA 排牙法（图 5-34，图 5-35）。其目的是体现出一种真实、生动的自然美，达到"戴义齿又看不出义齿"的修复效果。这是对经典排牙法的继承与创新，要求医师、技师有更高的美学修养，应遵循科学、自然的原则，追求"艺术之真"，义齿的个性表现要适度，牙位变动要不伤大雅，而不能毫无原则地按患者要求去做。

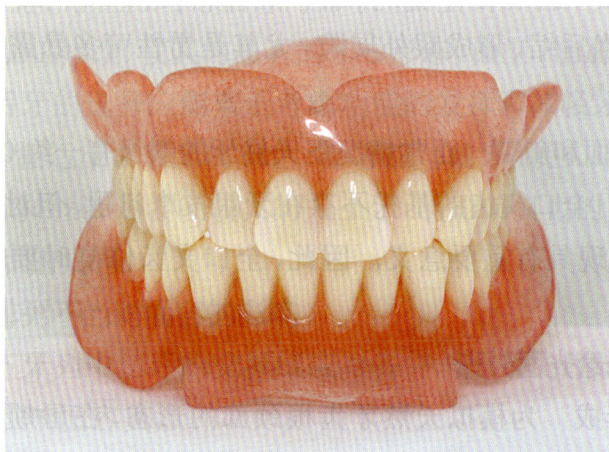

图 5-34　个性化排牙法制作的全口义齿

3．上颌前牙切缘连线过高、过低　　上颌前牙切缘连线过低时，上唇下显露的牙冠部分过多，微笑时易显露牙龈，影响美观。上颌前牙切缘连线过高，平时看不到上颌前牙，缺乏美感。

4．上颌前牙过突　　全口义齿完成后，上唇应有适当的丰满度。但如上颌前牙排列过于偏向唇侧，则上唇丰满度过大，不仅影响美观，而且上颌义齿容易脱位。

对于上颌前部牙槽骨过丰满的患者，排牙时应将上颌前牙盖嵴部磨薄，使其紧贴牙槽嵴的唇面；严重时需将上颌前牙颈部磨短，将其排在上颌前牙区牙槽嵴顶；有时还需将上颌前牙区牙槽嵴侧最突出的基托磨除；必要时将下颌前牙适度唇向排列，使其切缘与上颌前牙腭侧略加厚的基托磨光面接触，如此排牙既不影响固位，又增进美观，还保持了咬合功能。

5．上颌前牙对上唇的衬托不足　　上颌前牙区牙槽嵴吸收较多、上颌骨发育不足及前牙排列过于偏腭侧，都可使上颌前牙对上唇衬托不足，影响美观。

对上颌前牙区牙槽嵴吸收较多的患者来说，应遵循"中性区"原则排牙，一般不会影响固位；上颌发育不足者可将人工牙适当偏唇侧排列，尽量衬托出上唇的丰满度。对于患者来说，想改变"瘪嘴"的愿望一般都很强烈，故只要恢复满意的外形，一般都会克服义齿固位较差的困难。

6．下颌前牙舌向位　　下颌前牙区牙槽嵴较上颌前突者，为了使前牙排成正常𬌗关系，如过度使下颌前牙向舌侧倾斜，将影响美观。

纠正的方法是，适当将上颌前牙向唇侧排列，形成浅覆盖关系，但当下颌前牙区牙槽嵴前突过多时，不应勉强排列成正常𬌗或对刃𬌗，而应排成反𬌗关系，以免影响功能。

（三）垂直距离不当对面容的影响

1．垂直距离恢复过大对患者面容的影响

（1）面部下 1/3 距离增大，使面型变长，开唇露齿。勉强闭合上下唇时，颏唇沟变浅，颏部皮肤呈皱缩状，患者表情严肃，口中似含有东西。

（2）由于息止𬌗间隙的减少，患者进食、说话时可出现后牙撞击声。常需大张口进食，义齿容易脱位。

（3）肌张力增大，牙槽嵴经常处于受压状态，导致肌肉酸痛，牙槽嵴广泛疼痛或压痛，患者常表现为痛苦表情。

2．垂直距离恢复过小对患者面容的影响

（1）面部下 1/3 距离减少，面型变短，唇红部显窄，口角下垂，鼻唇沟变浅，颏部前突，面容显苍老。

（2）息止𬌗间隙偏大，肌张力明显减小，患者进食时常需用力咀嚼，咀嚼效率也较低。

第六节　覆盖义齿的美学修复

一、覆盖义齿的特点

覆盖义齿保留了覆盖基牙,有效地减缓牙槽骨的吸收,有利于增强义齿咀嚼功能、美观等,是一种比较理想的修复方式。适用于普通可摘义齿修复效果不佳的病例,如先天性小牙畸形者;余留牙伸长、过度倾斜、严重错位者;牙冠大部分缺损,根管治疗后牙冠脆弱者;远中游离端缺失,对颌牙𬌗力大者;特殊疾病不能拔牙患者等。

二、覆盖义齿的美学修复特点

1. 覆盖基牙美学要求　覆盖基牙牙体龋坏者,应进行充填治疗,牙髓、根尖周感染者必须进行完善的根管治疗,这是确保覆盖义齿发挥美学修复效果的基础。覆盖基牙的数量,一般以单颌2~4颗为佳,其理想位置是牙弓前、后、左、右𬌗力较大部位均有基牙,基牙分散成三角形或四边形。

2. 覆盖基牙的类型　覆盖基牙主要有长冠基牙、短冠基牙和种植覆盖基牙三种。长冠基牙和短冠基牙可设计为金属顶盖式,以保护基牙和牙槽嵴,调整固位力大小,符合功能美特点。各种覆盖基牙上还可以设置附着体,增强覆盖义齿的固位和稳定。

3. 覆盖基牙预备　消除基牙各轴面的倒凹,使各基牙间相互平行,调磨各轴面角及边缘嵴,使之圆滑,以获得共同就位道,并且有利于美观。

4. 人工牙、基托的美学要求　与可摘义齿相似。但在基托设计中应尽量少覆盖边缘牙龈,尤其唇颊侧,避免影响美观。无牙颌区基托应注意避免过度伸展,牙槽嵴吸收萎缩不严重时,前牙区人工牙应排在牙槽嵴上,以取得良好的美观效果。

5. 附着体及附加固位装置应位于基托组织面内,以满足美学要求。

（罗亚莉）

第七节　种植义齿的美学修复

种植义齿是由牙种植体及其上部结构组成的修复体(图5-36)。如今,种植技术已经发展成熟,人们不再只满足于种植体及其上部结构所带来的功能恢复和种植体长期存活率,而更加关注种植牙的美学效果。

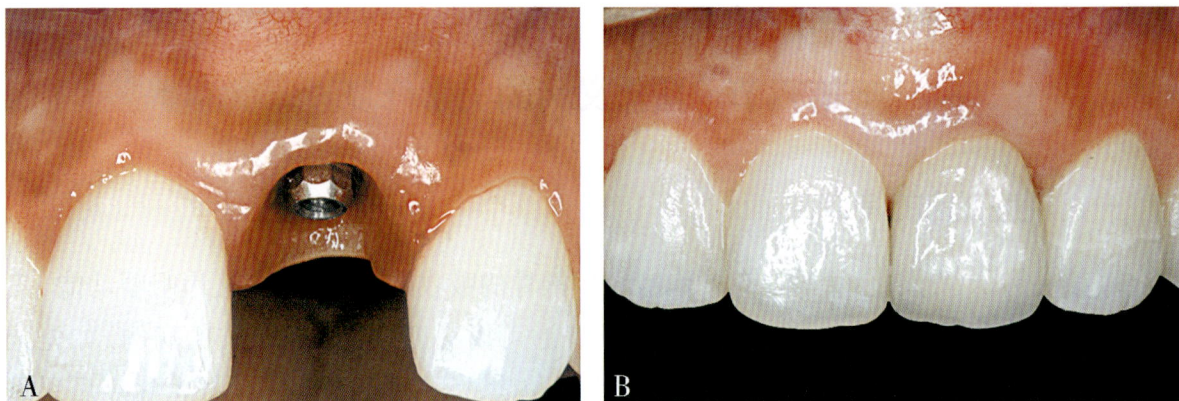

图 5-36　种植义齿

A. 种植体　B. 上部结构

一、种植系统美学

1. 种植体美学　种植体形似牙根，具有天然牙牙根的自然美和功能美的特征。其类型及尺寸的选择将会影响到最终的美学修复效果。

（1）螺钉型种植体较圆柱形种植体更便于操作时控制植入位置，以便获得理想的美学效果。

（2）种植体直径越接近所替代的天然牙颈部釉牙本质界的周径，其美学效果越佳。

（3）愈合基台的直径较大，较有利于牙龈"领口"的塑形，易形成逼真的软组织外形。

2. 上部结构美学　上部结构的美学表现在修复基台，人工牙、支架和基托方面，与牙列缺损的美学修复要求相同。瓷基台及"个性化基台"的应用，配合全瓷冠的上部结构修复，解决了种植体金属颜色暴露的问题，可获得满意的美学效果（图 5-37）。

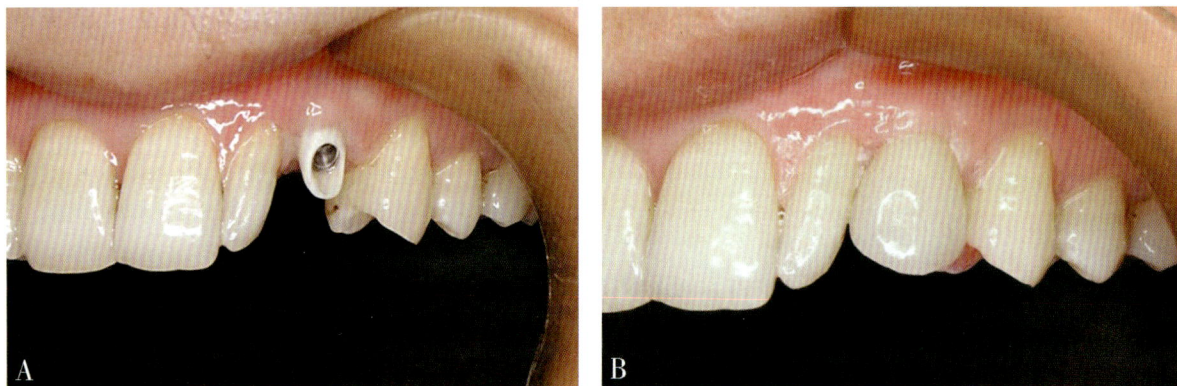

图 5-37　氧化锆个性基台种植义齿

A. 氧化锆基台　B. 全瓷冠修复后

二、种植技术美学

种植体植入的正确位置、方向和角度不仅是获得种植义齿合理生物力学支持的基础，也是良好美学效果的基础。尤其在上颌前牙唇侧微笑线以下露出的"美学区域"，与种植义齿修复的美学效果的关系最为密切。

1. 硬组织的美学修复 临床上约 40% 的缺牙患者在种植牙时需要植骨。骨质缺损不仅影响种植体植入的成功，也影响修复后的美观。对于骨缺损患者，往往需要同时使用多种组织增量技术，才能获得满意的美学效果。

2. 软组织的美学修复 种植体周围软组织应与天然牙牙周组织的形态学特点相同，牙龈色泽红润，具有足够宽度的附着龈，龈边缘和龈乳头形态与同名牙对称，与邻牙相协调，因此种植义齿在形成龈袖口时应考虑袖口的形态和宽度。龈乳头存在与否，直接影响修复的美观效果，在种植手术时应尽量避免伤及龈乳头，而对已丧失的龈乳头还需要手术重建。

三、种植义齿的设计美学

种植义齿设计时应尽量避免伤及相邻的组织，兼顾种植体的支持、固位和稳定的性能，并且满足修复体的美学特性。

1. 种植体的位置、角度和数量 随着种植技术的不断提高，种植体位置、角度和数量的选择应优先考虑修复后的美观和功能需要。种植体的位置可通过预排牙制成的修复模板而获得，调整基桩的角度，使𬌗力向植体骨需要的方向传导。种植体数量与支持义齿的修复类型、牙槽骨骨量和患者的经济能力有关，而不是种植体数量越多，种植密度越大越好。

2. 种植体与对颌牙的关系 若对颌牙为天然牙，全颌固定式种植义齿应采用尖牙保护𬌗；若对颌牙为可摘义齿，则采用双侧平衡𬌗，以保证在固位、稳定的基础上达到𬌗力分散的目的。

3. 种植人工牙的形态 种植人工牙的形态与同名天然牙形态相同，同时种植修复的后牙牙冠的近远中径和颊舌径应适当减小，并适当降低牙尖斜度。

4. 临时冠 永久修复前，临时冠修复可以暂时解决患者日常生活和工作的需要。临时冠一般选择树脂材料，以对种植体起到应力保护作用，同时兼顾美观，并对牙龈形态的形成也具有一定的导向作用。

5. 种植模板要求透明光滑，固位良好，排牙准确，不妨碍外科手术的视野和操作，作为手术设计、数字化的模板。

四、种植工艺技术的美学要求

种植义齿工艺技术的工艺流程、工艺精度、工艺材料以及工艺设备具有较高的要求，义齿制作的美学要求也较高。

1. 取印模，常规采用个别托盘和硅橡胶材料。必须注意的是，要将种植体的基桩代型精准地置于印模内。

2. 义齿制作中应使用硅橡胶形成人工牙龈，因其既可以从模型上反复取下和复位，又可以准确地反映出牙龈的位置,为技工操作提供便利。

3. 各基台应获得共同就位道,义齿就位呈被动形式。

4. 义齿边缘与基桩应精密贴合,避免出现缝隙。螺丝固位时要求位置准确。

第八节 颌骨缺损赝复体的美学修复

颌面部缺损修复又称颌面修复、颌面赝复,是口腔修复学的一个重要组成部分,是用人工材料制作的赝复体修复颌面部软、硬组织的缺损和畸形,使患者恢复颌面部的功能及美观,重塑自信。

一、上颌骨缺损修复美学

(一)上颌骨缺损修复的美学考虑

上颌骨缺损的修复,要利用余留牙、牙槽突、缺隙壁、颧弓区等固位,利用基托适当填补缺隙,起到支撑口唇丰满度的作用。排牙时除恢复缺失牙的形态、色泽外,经常需在位置异常的牙列唇侧,部分使用双牙列遮盖以达到美观的效果。

(二)上颌骨缺损的修复技术

1. 腭护板修复

(1)腭护板的设计美学:腭护板应设计简单,制作轻巧(图 5-38)。在手术伤口愈合前,缺损侧后牙不建立𬌗关系。若计划切除上颌中线一侧的上颌骨,修复体可恢复缺损侧三颗上颌前牙,以改善美观。

(2)腭护板的制作美学:①牙体预备:根据手术切除的范围在健侧选择3～4颗基牙。一般选用第一前磨牙和第一磨牙,固位体位置应尽可能隐蔽,以利于美观。②制取模型:通常采用二次印模法制取印模,如果能在腭护板上按照牙尖交错𬌗关系排列人工牙,对恢复面部外形和发音效果更好。③完成腭护板时,固位体、基托的美学制作要求同可摘局部义齿。

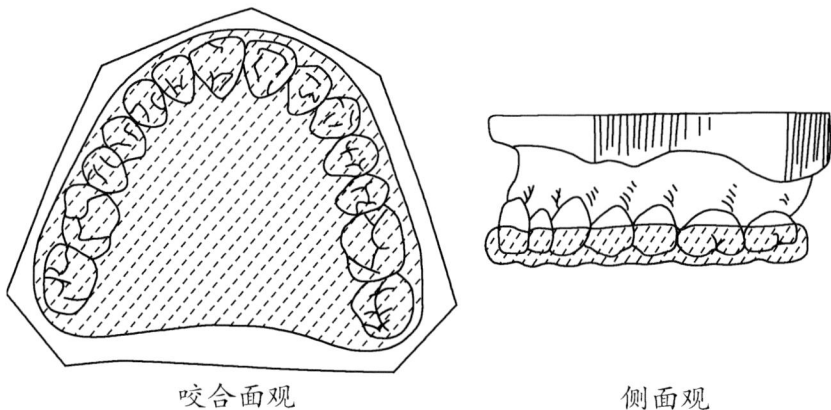

咬合面观　　　　　　　　　　　侧面观

图 5-38　腭护板

2. 中空式上颌赝复体的修复工艺 临床上,正式义颌修复阶段应用最多的修复方式是中空式上颌赝复体(图 5-39),其制作过程和技术较为复杂。

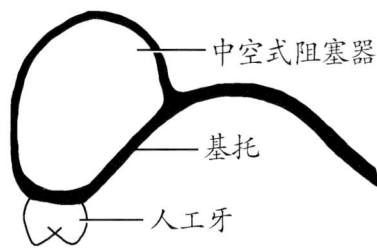

图 5-39 上颌中空式赝复体

（1）中空式上颌赝复体的设计美学：由于上颌骨缺损范围一般都比较大，而中空式上颌赝复体的结构比较复杂，只有恰当的设计，才能够获得良好的固位与稳定，并最大程度地恢复患者的生理功能和面部外形。①选择合适的固位方式，充分利用缺损区域的组织倒凹，合理设计卡环的部位及数目；②根据患者的经济条件，尽可能设计为整铸支架式基托；③赝复体的各壁应尽可能薄而轻巧，表面光滑，采用的材料要求坚固耐用；④阻塞器部分应与缺损腔紧密贴合，尽量不影响患者的发音、语言及美观；⑤人工牙排列应与健侧对称协调，尽可能恢复患者面部外形的丰满和对称；与对颌牙排列成正常的咬合关系，以恢复其咀嚼等生理功能。

（2）中空式上颌赝复体的制作美学：①基牙制备：通常在健侧中切牙、侧切牙联冠的腭面预留支托窝，在尖牙上制备环形支托窝，并按设计制备卡环间隙，兼顾美观，保证𬌗力的传递和修复体的稳定；②排列人工牙：直接在口内排列人工牙，以便参照唇颊部软组织的外形丰满度，达到最佳的美观效果；③修整蜡型：面部外形有塌陷者，可适当在唇颊侧加蜡，尽量恢复外形。

二、下颌骨缺损修复美学

1. 下颌骨缺损修复的美学考虑 下颌骨缺损不仅使咀嚼、语言功能受到破坏，而且容貌也受到严重影响，因此，修复体除恢复咬合关系外，还应该通过基托的伸展，适当地衬托唇、颊的丰满度，起到改善面容的作用。

2. 下颌骨缺损的修复技术 下颌骨缺损的修复难度大于上颌骨，修复的效果也不如上颌骨。下颌骨缺损后是否保持或恢复下颌骨的连续性是下颌骨缺损修复中的主要问题，其次才是牙列缺损的修复。常用的下颌骨缺损的赝复体是双侧翼状导板(图 5-40)。

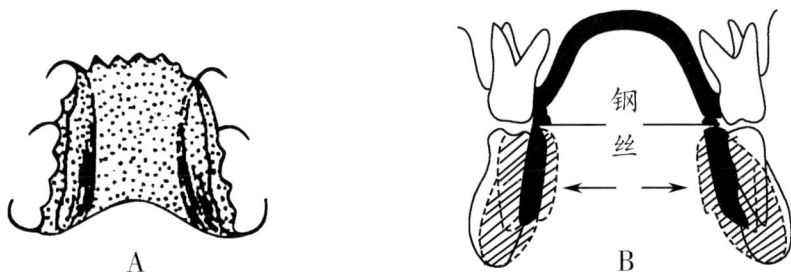

图 5-40 双侧翼状导板
A. 不可调节式   B. 可调节式

（罗亚莉 王 丽）

101

第九节　口腔时尚修复美学

人类求新求异的本性是追求时尚的心理机制，口腔时尚是社会发展的产物，存在是必然的也是合理的。据相关资料介绍，西方考古学家在 2 000 多年前玛雅人头骨的前牙唇面上发现了玛瑙饰品，其 12 颗前牙各镶一颗玛瑙。此后，韩国学者也报道了 1 000 年前高丽人头骨上颌前牙装有 6 颗圆形钻石。史料证明，这些饰品无任何功能，纯属装饰性质的齿饰行为古已有之。现如今，当人们在牙齿的审美上还在追求逼真、自然时，饰齿潮流已悄然袭来，吸引了不少时尚人士。

一、钻石型水晶贴面

钻石型水晶牙饰，形似一颗小小的圆形钻石，由高级水晶玻璃切磨而成，可以镶嵌在牙齿表面作为装饰。水晶牙饰大概起源于 20 世纪 60 年代的欧美，出现后立即掀起一股新的时尚潮流。水晶牙饰虽源自西方，但自 21 世纪初流行到我国南方城市以来，人们发现东方人的面型、肤色和容貌结构比西方人更适合于这种美牙方式，成为年轻女性追求时尚的一种新饰品，而且很快普及起来（图 5-41）。

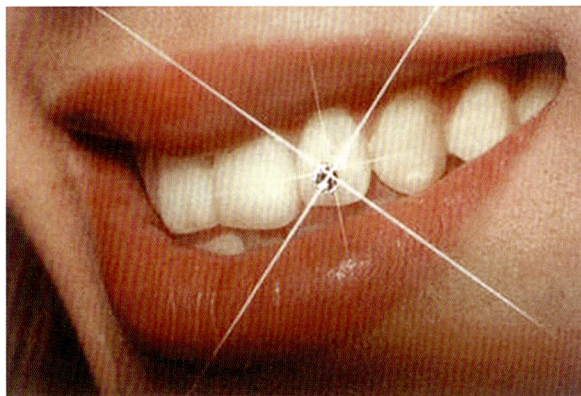

图 5-41　水晶牙饰

1. 水晶贴面的种类　水晶贴面有多种形状，如圆形、卵圆形、星形、菱形等，其表面形态也各有不同，人们在实践中经过不断探索，发现基底部为圆形、中间凸起、表层为 8 个折光面的"钻石型"，尤为夺目，它可以从不同方向反射光泽，而且异物感小，于是"钻石水晶"由此而得名，并一直主导着全世界的美容口腔科市场，成为人们首选的水晶贴面。

钻石水晶的规格有 1.8mm、2.0mm 和 2.5mm 三种直径，颜色有白色（钻石色）、黄色、橙色、粉红色、浅蓝色、浅绿色和七彩色等多种。水晶牙饰的制作工艺极为精细，尤其是"钻石型"，要在直径为 1.8mm、边缘厚度仅有 0.1mm 的水晶体上切磨 8 个折光面并非易事。

2. 水晶贴面的粘接牙位　粘接水晶的部位根据求美者的喜好，但大多数选择侧切牙的远中,也有选择在尖牙的近中面,如果贴在中切牙上则显呆板,且过于直观、夸张。至于水晶体的数目,从一个到多个不等,有两侧对称的,但单侧者更富有动感,显得活泼,并有"男左女右"之说。水晶体的光泽和附着力一般可维持1~5年,如果想取下,只要用一种特殊的口腔科器械即可取下。水晶体的背面有网纹状结构,其固定在天然牙上的原理是牙釉质粘接技术,而固定于义齿(如烤瓷牙、复合树脂牙)则需要先将义齿唇面磨出相应的倒凹,再涂上粘接剂。

3. 水晶牙饰的非适应证 水晶美牙方式并非每个人都适合。牙齿中重度拥挤错位、扭转、前突、内倾、反𬌗,伴有牙周病和牙龈萎缩的牙齿以及氟牙症、四环素牙、牙釉质发育不全、死髓牙、变色牙等不宜做水晶美牙;口腔卫生较差者不建议做水晶美牙。

二、装饰义齿与文齿

1. 可摘式宝石义齿 当天然牙全部或个别牙脱落后,借助义齿修复之际,可让医师制作"装饰义齿"。根据患者要求,医师可以将红、蓝、绿、橙各色宝石及钻石根据个人偏爱或选择富有特定意义的形状,镶嵌于人工前牙的唇面。尤其是红宝石,以其成熟、稳重的个性特点,深受成熟女性的喜爱。有的年轻女性当某个前牙缺失后除了制作一副普通的可摘义齿外,还同时制作3~5副同样的可摘义齿,唇面嵌入不同颜色、不同形状的宝石或钻石。这种义齿可以在不同心境、不同场合下自由取戴。全口义齿同样可以制作装饰义齿。

2. 固定式装饰义齿 在前牙金瓷修复体、全瓷冠或瓷贴面完成底瓷后,用瓷器厂的耐火颜料在其唇面绘制图形或文字,然后上一层釉质透明瓷。本方法的技术关键在于,先用细铅笔在底瓷唇面绘制图形,必须采用耐火的蓝色或黑色颜料描图,否则会在下道工序透明瓷焙烧时导致颜色消失。如此,图形便可牢固地显现在透明瓷和底瓷之间,刷牙和进食时均不会脱落。

3. 天然牙的装饰

(1)天然牙镶嵌式:在天然牙唇面磨出相应洞形,将钻石等珠宝磨成一定形状,镶嵌粘接于洞内。饰品可与牙面平齐,或稍低于牙面。

(2)天然牙套冠式:将天然牙两侧邻面片切,用黄金、铂金、钛合金等金属制作冠套,冠套唇面按事先设计的图形磨穿,当冠套戴入天然牙后,即显示出牙体本色的阴阳图案。

(3)天然牙文刺:天然牙文刺即文齿,是由文眉、文眼线、文唇引发而来的美齿方法,也是摆在口腔科医师面前一个新的课题。

练习题

1. 嵌体边缘的预备要求有哪些?

2. 牙列缺损的不良后果有哪些?

3. 何为抗力形、固位形?牙体预备时的要求各有哪些?

4. 瓷贴面牙体预备的设计类型有哪些？

5. 金瓷冠和全瓷冠的肩台预备要求有何不同？

6. 桩冠根管预备的要求有哪些？

7. 试列举牙体缺损的原因。牙体缺损的美学修复方法有哪些？

8. 试列举固定修复的美学特点。

9. 可摘局部义齿固位体的美学设计措施有哪些？

10. 全口义齿个性排牙法应考虑哪些因素？

11. 全口义齿基托美学包括哪些要求？

12. 全口义齿制作不当对面容有哪些影响？

13. 覆盖义齿的优点是什么？基牙类型有哪些？

14. 种植义齿工艺技术的美学要求有哪些？

15. 何为赝复体修复？

（柴　斌）

第六章　口腔正畸美学

学习目标

1. 掌握：常用活动美学矫治器；固定美学矫治器的类型和特点。
2. 了解：传统矫治器对美学的影响；正畸治疗中的美学评价方法。

错𬌗畸形是指儿童在生长发育过程中，由先天遗传因素或后天环境因素，如疾病、口腔不良习惯、替牙异常等导致的牙齿、颌骨、颅面的畸形。世界卫生组织将错𬌗畸形定义为"牙面异常"，既影响功能也影响容貌外观。

第一节　正畸治疗中的美学评价

人们对美的认识受到多种因素的影响，很难有一种统一的审美标准。正畸专业的研究人员通过对美貌人群的面部特征的研究，建立了一定的美学评价标准，并以此为指标，在正畸临床检查中进行美学评价，并通过矫正牙、颌与颅面的协调性，使面部达到最佳美观效果。

颌面部检查、相片分析、X线头影测量分析是正畸临床检查、治疗效果评价时最常用的方法。

一、面部比例与协调性检查

1. 正面观

（1）面部的对称性及比例检查：面部左右是否对称，颏部有无偏斜；面部高、宽的比例是否协调，是否符合"三庭五眼"。

（2）唇形态及比例检查：上下唇是否能自然闭合，有无"开唇露齿"；上下唇长度比例是否协调。

（3）笑线检查：微笑时笑线类型，有无过平坦或反式笑线，有无"露龈笑"。

2. 侧面观　矢状面型检查，临床上可以分为直面型、凸面型、凹面型。通过检查来初步评价面型是否符合美学标准。

二、口内检查

1. 牙齿排列　牙齿排列基本美学特征是整齐、对称、比例协调和自然（图6-1）。

检查牙齿排列是否整齐对称，前牙中线是否对齐，牙齿的牙冠高度和突度是否自然协调。

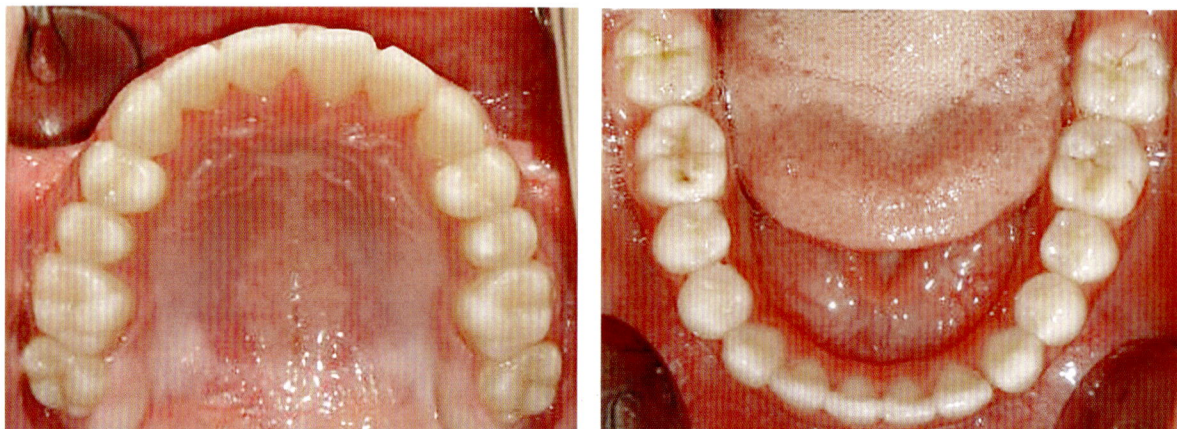

图 6-1　口内像（上下牙列）

2. 牙弓关系　前牙覆𬌗覆盖是否正常，磨牙、尖牙关系是否为中性关系，后牙区有无反𬌗、锁𬌗，上下牙弓的大小、形态是否协调美观。

三、相片分析法

正畸治疗前、后应拍摄患者的正面、侧面相片，必要时增加正位或半侧位微笑像，通过相片分析、对比，进行美学评价和疗效判断。此方法简单、方便、实用，但容易受患者配合度、拍摄环境、相机的位置等影响，故应在标准条件下进行拍摄。

四、X线头影测量分析法

X线头影测量分析法可显示软硬组织的形态、厚度及相互关系，同时骨性标志点比相片稳定、精确，在临床上应用最广泛。分析时，先描记软硬组织标志点，然后通过测量标志点间及与参考平面间形成的线距、角度等来描述侧貌特征，进行正畸美学诊断和治疗效果审美评价。

第二节　常用矫治器的工艺美学

随着科技的发展和社会的进步，人们不但对口腔健康逐渐重视，也对自身容貌更加重视，因此，接受正畸治疗的人越来越多，尤其成人比例不断上升。成年人往往不仅要求矫治后的容貌有极大的改善，而且要求矫治过程美观舒适，所以有些人甚至因为矫治器影响美观而放弃治疗。这些因素促进了美观矫治器的产生和发展。临床上常用的美观矫治器有活动美学矫治器和固定美学矫治器,还包括矫治过程中各种符合美学要求的附件和保持器。

一、传统矫治器对美学的影响

1. 传统活动矫治器对美学的影响　传统的活动矫治器主要由各种卡环、弹簧、基托、唇弓等组成。金属部分暴露在口腔的唇侧,有碍美观;基托本身的色泽可视,加上色素沉着等也影响美观。

2. 传统固定矫治器对美学的影响

(1)金属托槽本身的影响:托槽粘接在牙齿唇面,微笑和说话时会暴露出金属,美学效果不佳。

(2)对口腔清洁的影响:粘接托槽后,患者不易清洁口腔卫生,容易导致软垢、菌斑等滞留,容易引起牙龈红肿、出血、增生等,有碍美观。

(3)并发症:托槽周围釉质易脱矿,引起白垩斑、龋病等并发症,从而影响了美观。

二、活动类美学矫治器

1. 无托槽隐形矫治器　无托槽隐形矫治器(图6-2)最早始于美国。随着矫治技术的不断完善,无托槽隐形矫治器已能有效地在三维方向上准确移动牙齿。其优点有:

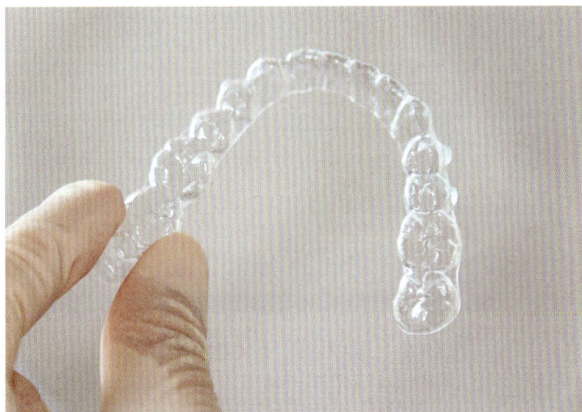

图 6-2　无托槽隐形矫治器

(1)美观:色泽透明,几乎隐形,视觉效果佳。
(2)可预见性:可预先看到矫治过程和结果。
(3)避免牙齿往复移动:最大限度减少牙齿往复移动。
(4)节省时间:椅旁工作时间短。
(5)减少并发症,如牙龈炎、龋病等。

2. 活动保持器　活动保持器(图6-3)能满足美观需求的常用活动保持器包括改良Hawley保持器和负压压膜保持器。它们共同的特点是美观,保持效果较好,异物感轻,对发音影响也较小。

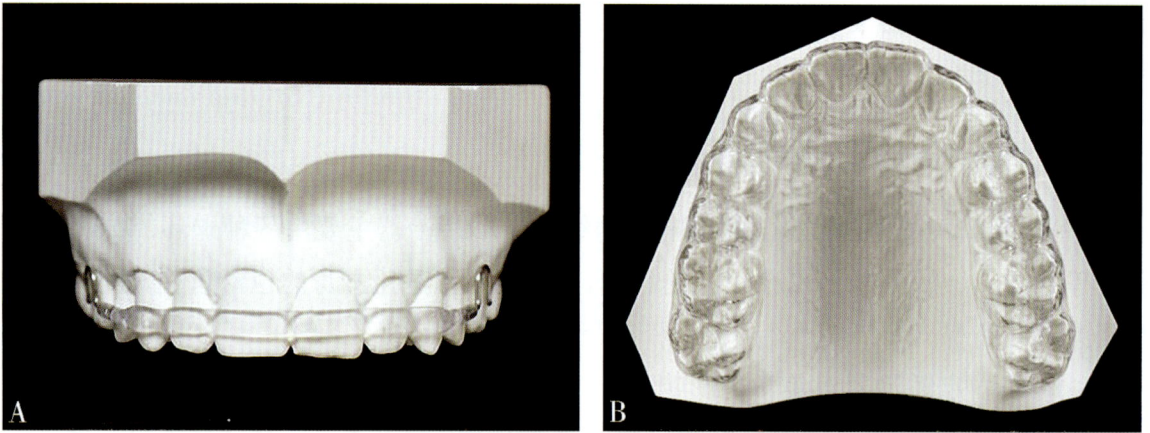

图 6-3 美学保持器

A. 改良 Hawley 保持器 B. 负压压膜保持器

3．功能矫治器　为满足青少年患者的美观需求，功能矫治器可采用透明或患者喜欢的彩色基托材料，使患者对矫治过程更满意，也有助于取得更好的矫治效果（图 6-4）。

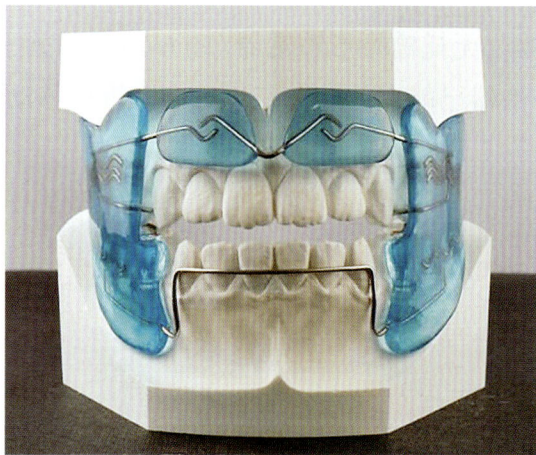

图 6-4　美观的 FR-Ⅲ矫治器

三、固定类美学矫治器

1．个性化托槽　如采用人们喜欢的卡通图像的托槽，美观时尚（图 6-5）。

2．舌侧矫治器　目前舌侧矫治器及矫治技术已成为一种成熟的固定矫治系统（图 6-6），具有美观、易于打开咬合、支抗强等优点。

3．陶瓷托槽　虽不能完全隐形，但颜色和牙色接近，美观效果较金属托槽改善很多（图 6-7）。其优点还有稳定性好、粘接牢固、拆卸方便、舒适、矫治效果好。

4．结扎圈　传统的橡皮结扎圈，不符合儿童喜欢彩色的美学心理。彩色结扎圈色彩斑斓，迎合了青少年的心理需求（图 6-8）。

美学矫治器的不断涌现，为患者提供了更多选择机会，口腔医务工作者可以更好地满足各类患者矫治过程中的美学需求，并根据个体审美差异调整矫治方案，达到医患双方都满意的美学矫治效果。

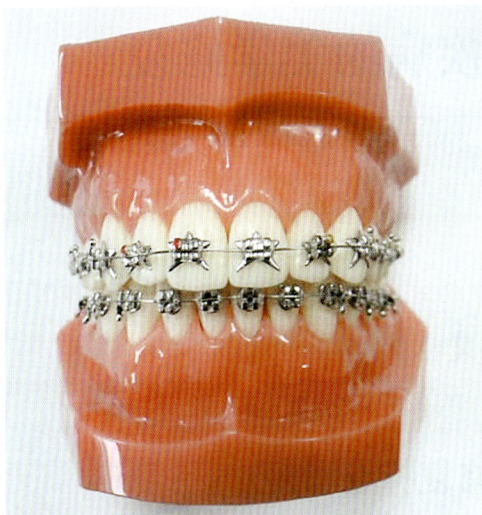

图 6-5　个性化托槽

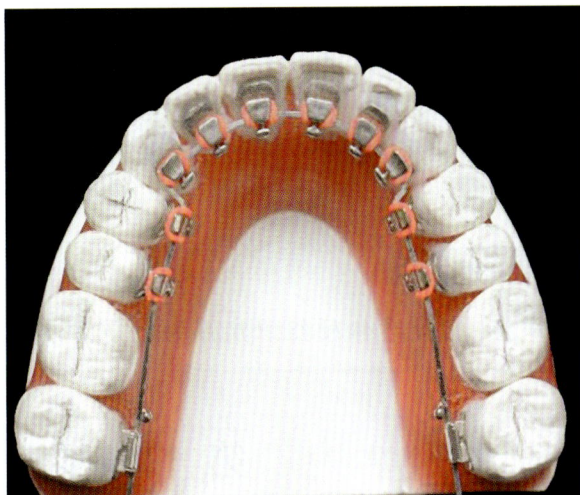

图 6-6　舌侧矫治器

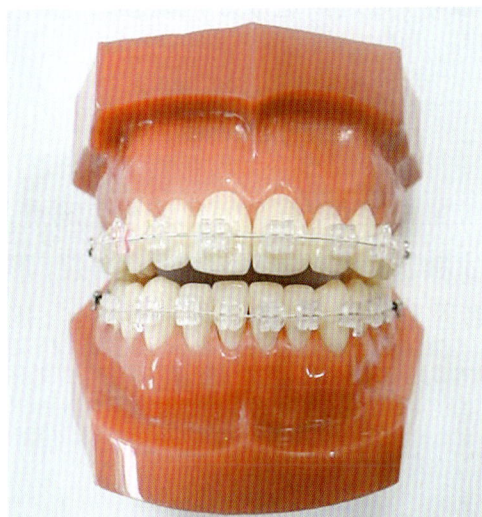

图 6-7　陶瓷托槽

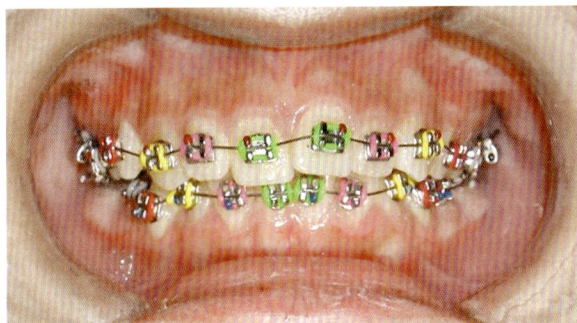

图 6-8　彩色结扎圈

练习题

1. 错𬌗畸形对美观有哪些不利影响？
2. 常用的美观矫治器有哪些？
3. 面部检查审美评价指标有哪些？

（罗亚莉　王　丽）

第七章　常见牙体硬组织疾病的美学修复

📖 **学习目标**

掌握：常见牙体硬组织疾病的修复方法及其美学修复特点。

第一节　龋病的美学修复特点

龋病是以细菌为主的多种因素影响下,牙体硬组织发生慢性进行性破坏的一种疾病,在人群中的发病率较高。随着牙体硬组织的不断破坏,可逐渐造成牙冠缺损,严重破坏了牙齿的美学形态,影响咀嚼功能。

一、龋病对美学的影响

早期牙齿发生硬组织脱矿,透明度改变,龋损部位呈白垩色,有黄褐色或褐色斑点,逐渐转变为棕色或黑褐色。随着龋病进一步发展,牙釉质、牙本质逐渐软化、崩裂,形成龋洞,出现食物嵌塞痛和冷热酸甜刺激症状。最终累及牙髓,导致牙体严重破坏,影响美观。

二、龋病的常用美学修复方法

(一)充填治疗

龋病一旦发生,牙齿不会自行修复,必须采取备洞充填的方法恢复牙齿的解剖形态和天然光泽,恢复美观及咀嚼功能。

1. 窝洞预备的基本原则　去净龋坏组织,保护牙髓组织,尽量保留健康牙体组织,洞形符合抗力形和固位形的要求。

2. 充填材料的美学原则　具有天然牙的色泽和透明度,机械性能好,强度高,耐磨性好,生物相容性好,便于操作。充填后的材料应与牙体结合牢固紧密,无变色和形变,必要时可进行去除或再次修补。应根据龋损牙和邻牙的颜色,进行精确的比色,选用色泽合适的充填材料,达到理想的美学效果。

3. 光固化复合树脂粘接修复　现阶段常用的充填材料是光固化复合树脂。修复流程包括牙体预备、酸蚀、粘接、树脂充填、光固化、调𬌗抛光(图7-1,图7-2)。

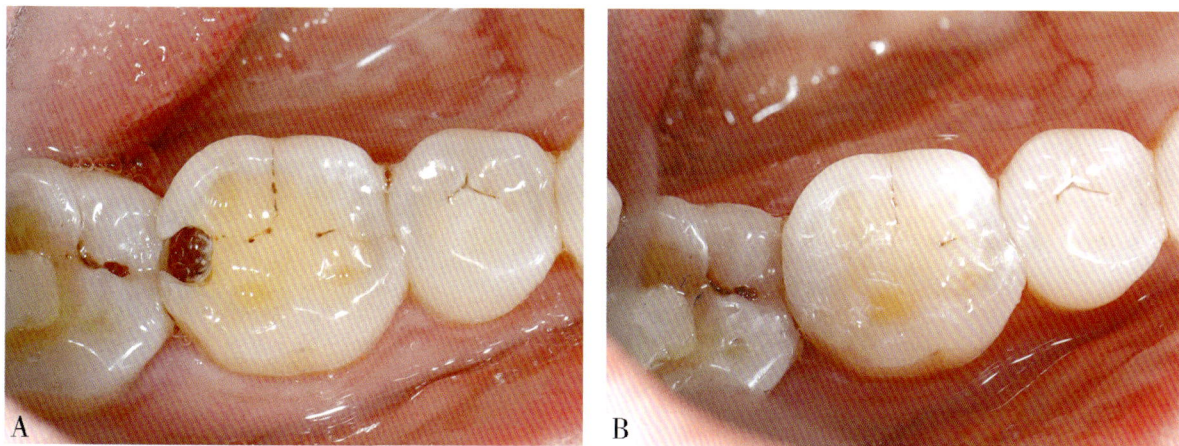

图 7-1　光固化复合树脂充填治疗后牙龋齿

A. 后牙深龋　B. 光固化树脂修复后

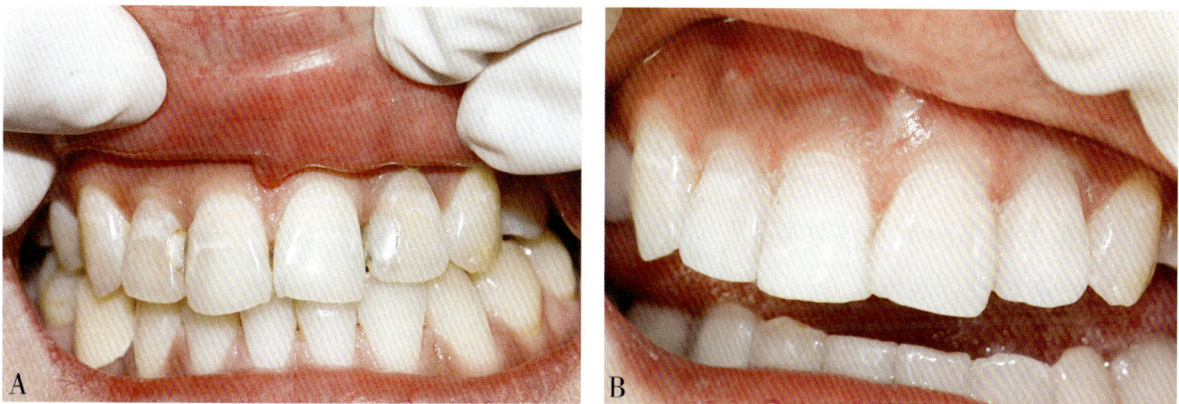

图 7-2　光固化复合树脂充填治疗前牙龋齿

A. 前牙深龋　B. 光固化树脂修复及外漂白后

（二）修复治疗

因龋病造成较大的牙体缺损，单纯采用常规充填法不能恢复其美学形态和光泽，且充填物容易脱落，可采用嵌体、冠修复等美学修复方法。

第二节　牙体慢性损伤的美学修复特点

一、磨损

由于生理性或非生理性原因造成的牙体硬组织的慢性磨耗或磨损，主要发生在牙齿的切端或咬合面。

1. 病因　磨耗是指在正常咀嚼过程中牙体硬组织的缓慢丧失（图 7-3）。磨损是指在正常的咀嚼运动之外，高强度的、反复的机械摩擦造成的牙体硬组织的快速丧失。

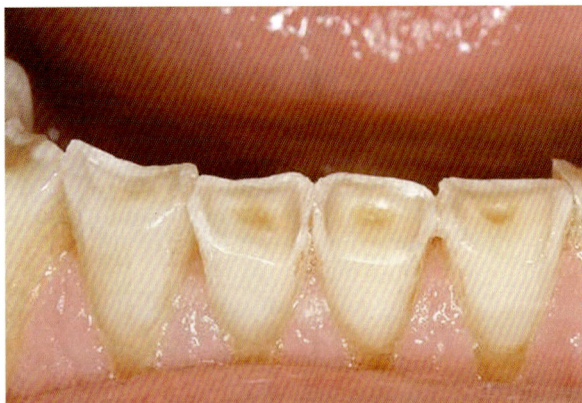

图 7-3　牙体磨耗

2．重度磨损的美学影响

（1）对牙体美的影响：由于牙体硬组织的重度磨损，使牙冠变短，牙体解剖形态改变，失去了牙齿原有的自然美。

（2）对牙列美的影响：由于个别或部分牙齿的切端或殆面重度磨耗而变短，使整齐均匀的牙列殆平面出现凹凸不平，破坏了牙列曲线的美学平衡。

（3）对容貌美的影响：由于多数牙齿重度磨损，颌面部的垂直距离降低，面部比例改变，软组织内陷，皮肤出现皱褶而显苍老。

3．重度磨损的美学修复原则

（1）恢复咬合高度。

（2）选用色泽接近、强度高、耐磨耗的修复材料。

（3）戒除不良的咬合习惯。

4．重度磨损的美学修复　高嵌体、冠、桩冠、覆盖义齿修复，调殆，调磨高陡的牙尖和锐利的边缘，恢复咬合关系。

二、楔状缺损

楔状缺损是指发生在牙齿唇、颊面颈部的慢性硬组织缺损。

1．美学影响　常发生于口角附近的牙齿，缺损由两个平面相交而成，边缘整齐，表面光滑坚硬，有时可有不同程度的染色（图 7-4）。损害程度较深时可引发冷热敏感刺激症状。常伴发牙龈退缩、牙根暴露、临床牙冠变长，使牙齿和面部的协调性破坏，影响美观。

2．美学治疗　伴有牙本质敏感症可做脱敏治疗；缺损较深者光固化树脂充填修复；严重伴发牙髓病或根尖周病者，行根管治疗术后，桩冠修复患牙。

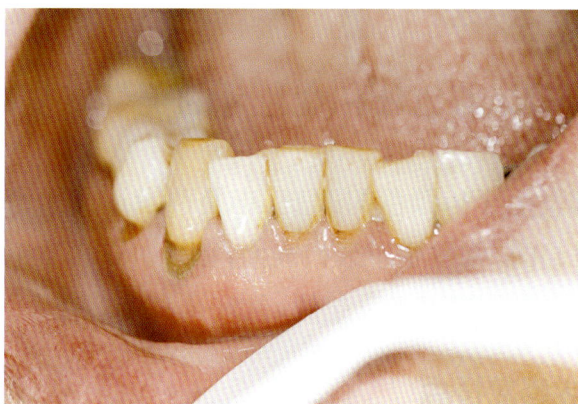

图 7-4　牙齿颈部楔状缺损

第三节　牙折断的美学修复特点

一、牙折断的美学影响

1. 病因　外力直接撞击，是牙折断的常见原因。也可因咀嚼时咬到砂石等硬物发生。

2. 美学影响　按牙的解剖部位可分为冠折、根折和冠根联合折三型。造成不同程度的牙体缺损，严重影响患者的美观和自信心。

二、牙折断的美学修复

1. 严重的根折、冠根折　牙齿无法保留，可拔除患牙，种植修复或冠修复。

2. 冠折　根据牙体缺损后牙髓的具体情况，行脱敏术、活髓切断术或根管治疗术后，复合树脂修复或烤瓷冠修复（图 7-5）。

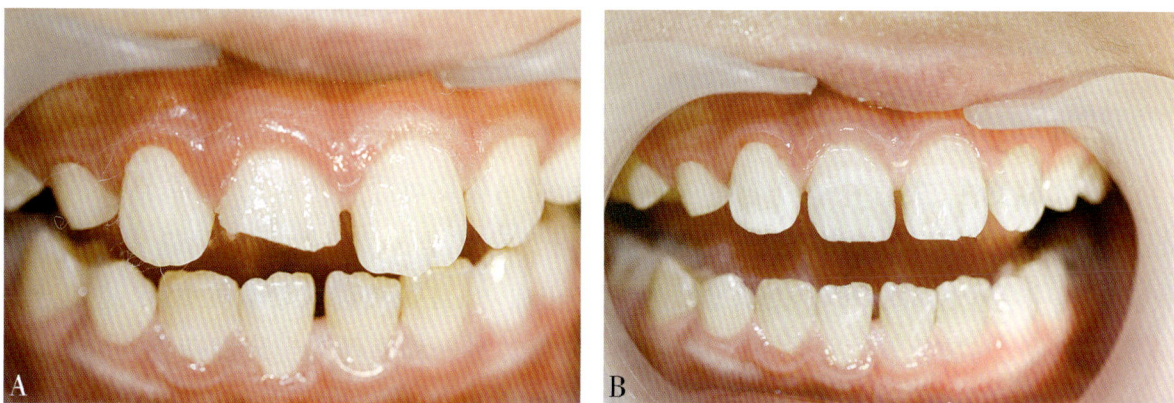

图 7-5　光固化树脂美学修复牙齿冠折

A. 11 冠折　B. 光固化树脂修复完成

第四节　着色牙和变色牙的美学修复特点

着色牙和变色牙都发生牙齿颜色的改变，但是两者造成牙齿颜色改变的原因不同。着色牙是由外部因素引起的，常发生于牙齿表面，消除外部因素后，一般能使牙齿颜色还原。变色牙是由牙齿本身的内部因素引起的，常和全身疾病有关。

一、着色牙的美学修复特点

（一）着色牙的原因和分类

1. 牙釉质表面着色　引起牙齿着色最有代表性的是牙釉质表面着色。由于解剖和生理上的缺陷，牙釉质表面上的窝沟易发生着色。

2. 牙周原因　牙齿表面附着的牙石、软垢、色素造成的牙齿着色。

3. 龋损造成的着色　龋损区呈现白垩色、褐色或黑色。如果龋坏牙齿位于前牙区，严重影响美观。

4. 医源性原因　采用金属材料修复时，常可引起牙齿的着色；根管治疗使用含有色素的根管充填药物也可引起医源性牙齿着色。

（二）着色牙的美学修复

1. 口腔卫生宣教　由产色菌引起的菌斑着色容易去除，通过保持口腔卫生防止其复发。

2. 牙周基础治疗　牙釉质表面的黑色着色附着较牢，需行磨光术和喷砂的方法去除；牙齿表面附着的牙石、软垢通常需行洁治术和磨光术。

3. 光固化复合树脂修复　光固化复合树脂可修复龋损和医源性原因造成的牙齿着色。

二、变色牙的美学修复特点

（一）牙变色的原因

1. 牙髓变性、失活引起的变色　外伤和牙髓感染均可导致牙髓失活，失活后的牙齿颜色逐渐由正常色变为暗灰色、褐色，严重时可变为黑褐色。然而，导致死髓牙变色最为严重的是未完全脱位的外伤牙齿，创伤后髓腔出血，血红蛋白进入牙本质小管，进而分解释放铁离子，与硫化氢结合生成硫化铁引起变色。另一种解释为当牙髓液化分解时，含多种蛋白降解产物的坏死组织使牙冠变为灰黑色。

2. 四环素牙　在牙齿发育期持续大量服用四环素族药物，牙齿会出现灰色或褐色色素沉积，四环素族药物与牙齿无机物形成四环素 - 钙复合物，主要在牙本质内沉积，而在牙釉质内沉积较少。

3. 氟牙症 在牙齿形成时期摄入过量的氟，会影响牙齿发育，具有地区性分布特点。临床表现为同一时期萌出牙的牙面失去光泽，牙釉质中有不透明白色斑块，呈窄条或斑点状，在不透明区可有黄色或棕黑染色存在。按其轻重程度而分为白垩型（轻度）、着色型（中度）和缺损型（重度）3个类型。

4. 牙釉质发育不全 轻症牙釉质形态基本完整，仅有色泽和透明度的改变，形成白垩状釉质；重症者牙面上形成带状缺陷，严重的牙面呈蜂窝状。

5. 牙本质发育不全 牙冠呈微黄色半透明，光照下呈现乳光。牙釉质剥脱使牙本质暴露，发生严重的咀嚼磨损，造成咀嚼、美观和语言功能障碍。

（二）变色牙的美学修复

1. 漂白治疗 有外漂白和内漂白两种。内外漂白法可单独使用，也可同时应用以增强疗效。外漂白法主要应用于牙釉质表层，内漂白法主要作用于牙本质和牙釉质深层。

（1）外漂白法：目前最常用的外漂白剂是 10%～16% 过氧化脲凝胶或 30% 过氧化氢溶液。分为诊室漂白和家庭漂白两种治疗方法；适应证是轻度到中度的氟牙症、轻度四环素牙（图 7-6）。

（2）内漂白法：又称冠内漂白，是将漂白剂密封于牙髓腔内进行漂白的一种美容方法。它主要适用于无髓牙变色的漂白（图 7-7）。内漂白剂有过氧化脲、过氧化氢等。无髓变色牙内漂白，首先要以严密的根管充填为基础。

2. 修复治疗 若患者对美学修复有较高要求，则考虑树脂贴面、瓷贴面、烤瓷全冠、全瓷冠修复等方法。

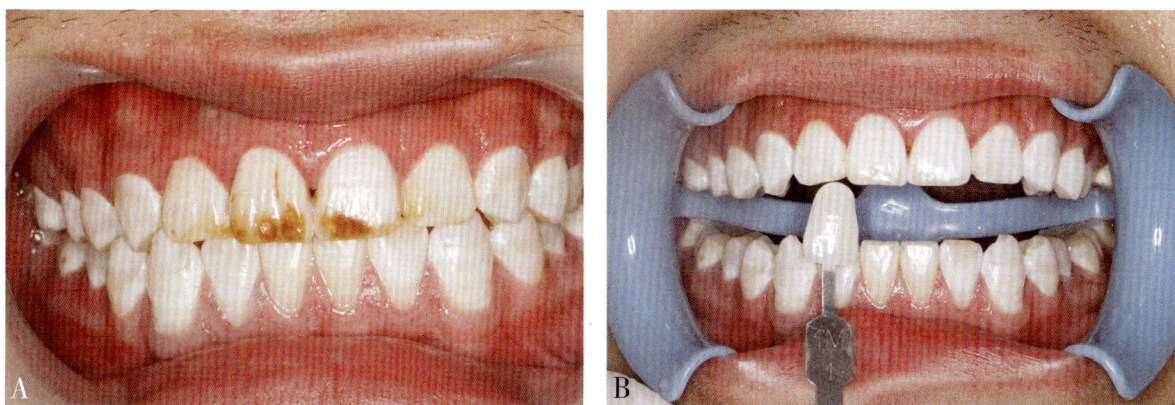

图 7-6　氟牙症外漂白治疗

A．氟牙症　B．漂白后

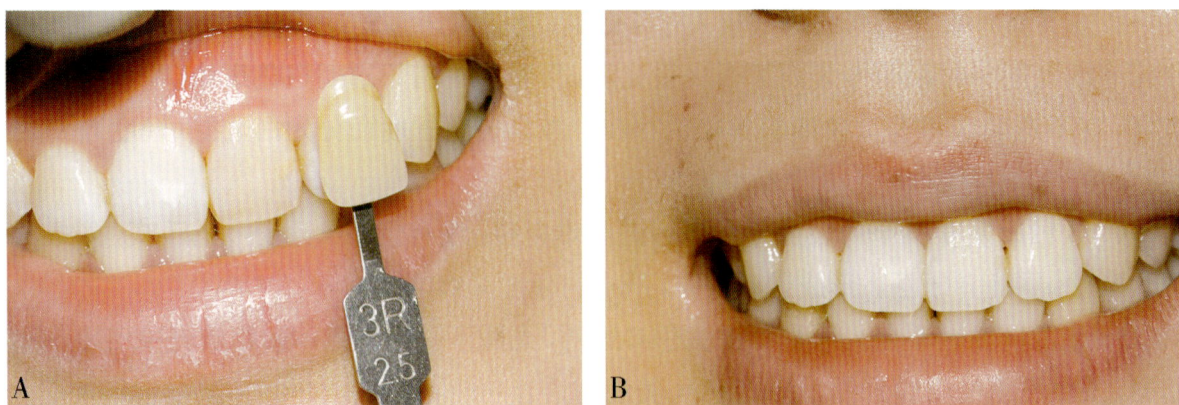

图 7-7 无髓变色牙内漂白治疗

A. 21 变色牙 B. 内漂白术后

练习题

1. 龋病的常用美学修复方法有哪些？
2. 漂白治疗分为哪两种，适应证分别是什么？

第八章 口腔医学美学与美容保健疗法

📖 **学习目标**

了解：刷牙与口腔保健；氟化物与口腔保健；美学保健疗法。

第一节 口腔医学美容保健

洁白、整齐、健康的牙齿是人体健美的重要标志之一，它使我们笑得更甜美、更大方、更自然，是美好仪表不可缺失的部分。如果罹患了口腔疾病，不仅损害牙体组织，造成容貌美的损害，也破坏消化器官的完整性，降低了消化功能。如果发生在儿童时期，还会进一步影响颌骨的生长发育，严重时造成颌面部畸形。

一、刷牙与口腔保健

刷牙是去除牙菌斑、软垢和食物残渣，减少口腔细菌和其他有害物质，保持口腔清洁的重要自我口腔保健方法。刷牙适合于所有人群，具有普遍的口腔美学保健意义。

（一）牙刷

牙刷是刷牙的工具。牙刷包括手动牙刷和电动牙刷。

保健牙刷具有以下特点：

1. 刷头小，以便于在口腔内转动自如。

2. 刷毛排列合理，一般为10～12束长，3～4束宽，有利于有效清除牙菌斑，又使牙刷本身容易清洗。

3. 刷毛较软，长度适中，顶端磨圆钝，避免牙刷对牙齿和牙龈的损伤。

4. 牙刷柄长度、宽度适中，并有防滑设计，握持方便。

针对不同年龄和口腔具体情况的人群，牙刷的设计多种多样。根据刷头形状、刷毛排列的不同，牙刷可分为通用型和特异型两大类。通用型牙刷以直柄为宜，刷毛软硬适度，排列整齐。特异型牙刷是为了适应口腔的特殊情况和特殊目的而设计的，除刷头形状、刷毛的排列形式各有不同外（平面型、波浪型、半球型、中凹型）外（图8-1），刷柄的设计也不相同。

为了更有效、更方便地去除牙颈部和根面的菌斑，可以使用牙间刷。牙间刷状似小型的洗瓶刷,为单束毛刷,适用于龈乳头丧失的邻间区、暴露的根分叉区和排列不完整的牙列,牙间刷可放入牙邻面。

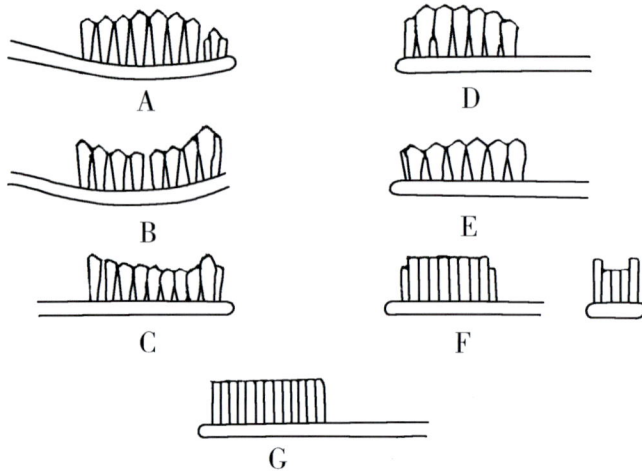

图 8-1　牙刷刷毛的排列方式

牙间刷有各种不同的形状和型号,分刷毛和持柄两部分。刷毛有瓶刷式和锥形的单撮毛式(图 8-2)。刷毛插在持柄上,可经常更换。

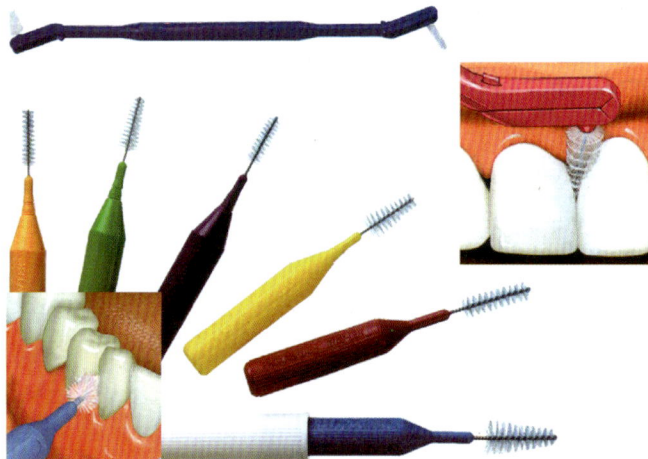

图 8-2　各种类型的牙间刷

(二)牙膏

牙膏是辅助刷牙的一种制剂,可增强刷牙的摩擦性,帮助去除食物残渣、软垢和牙菌斑,有助于清除或减轻口腔异味,使口气清新。如果在牙膏膏体中加入其他有效成分,如氟化物、抗菌药物和抗牙本质敏感的化学药物,则分别具有防龋、减少牙菌斑、抑制牙石形成和抗牙本质过敏的作用。成人每次刷牙只需用 1g(长度约 1cm)的膏体即可。

(三)刷牙方法

建议每次刷牙时间至少为 3 分钟。每天至少刷牙两次,晚上睡前刷牙更重要。如果刷牙方法不适当,不但达不到刷牙的目的,反而会引起不良后果。不适当的刷牙方法可引起牙龈组织的萎缩、牙体磨损、楔状缺损,并可由此引起牙颈部敏感症状。这里主要介绍常用的刷牙方法。

水平颤动拂刷法(改良 Bass 刷牙法)是一种有效清除龈沟内和牙面菌斑的刷牙方法。具体操作要点如下:

(1)将刷头放置在牙颈部,刷毛指向牙龈方向(上颌牙向上,下颌牙向下),与牙长轴约成 45°,轻微加压,使刷毛部分进入到龈沟内,部分置于牙龈上。后牙颊侧以 2～3 颗牙为一组,用短距离水平颤动的动作在同一个部位数次往返,然后将牙刷向牙冠方向转动,拂刷颊面。

(2)用同样的方法刷后牙舌侧。

(3)刷上前牙舌面时,将刷头竖放在牙面上,使前部刷毛接触龈缘,自上而下拂刷。刷下前牙舌面时,自下而上拂刷。

(4)刷洗𬌗面时,将刷毛紧压在𬌗面上,稍用力做前后向短距离来回颤动(图 8-3)。

1. 刷上下牙外侧面
   按牙齿排列顺序,从后向前先水平颤动,再拂刷

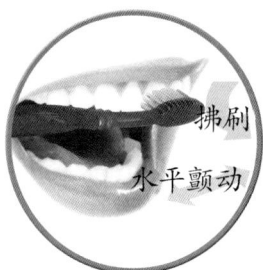

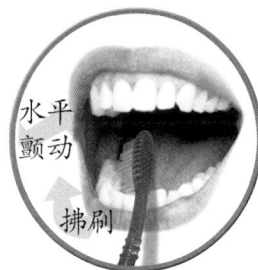

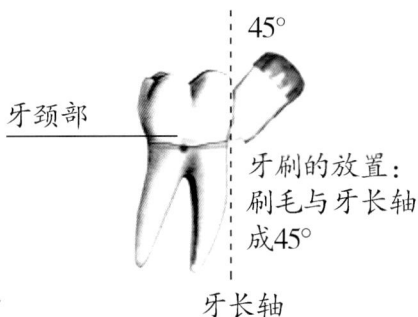

2. 刷上下后牙的内侧面
   按牙齿排列顺序,从后向前先水平颤动,再拂刷

拂刷　水平颤动

水平颤动　拂刷

45°

牙颈部

牙刷的放置:刷毛与牙长轴成45°

3. 刷上下前牙的内侧面

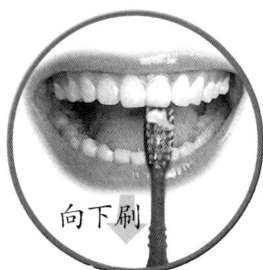

牙长轴

4. 刷咬合面

向下刷

来回刷

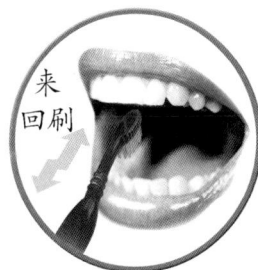

图 8-3　水平颤动拂刷法(改良 Bass 刷牙法)

（四）牙间隙清洁

牙与牙之间的间隙称为牙间隙，牙间隙最易滞留菌斑或软垢。刷牙时刷毛难以进入或不能完全伸入牙间隙，在每天刷牙的同时，配合使用牙线帮助清洁牙间隙，可更有效地清除牙菌斑。

牙线的使用方法：取一段长约 25cm 的牙线，将线的两端打双结形成一线圈，或取长约 33cm 的牙线，将线的两端绕在双手中指上，用左、右手示指将牙线通过接触区进入牙间隙。两指间控制牙线的间距约 1.5cm 左右。当有紧而通不过的感觉时，可做前后拉锯式动作，通过接触点，轻柔地到达接触区下的牙面，同时将牙线放到龈沟底以清洁龈沟区，将牙线紧贴于牙齿颈部，在邻面做上下移动，每个牙上下剔刮 4～6 次（图 8-4）。

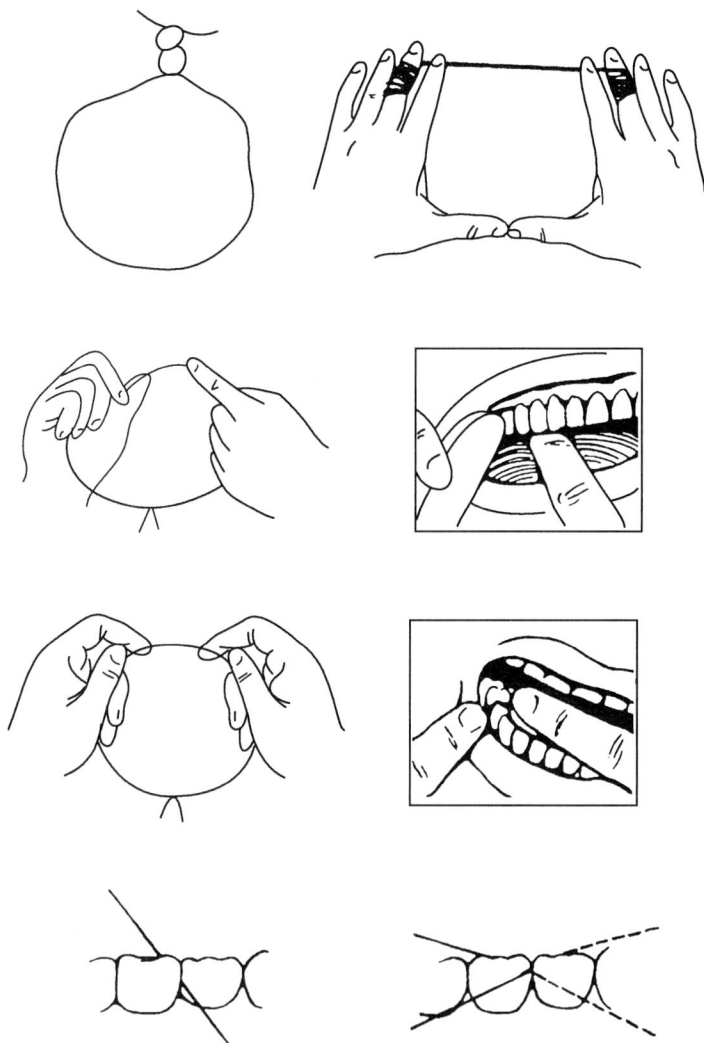

图 8-4 牙线的使用方法

二、氟化物与口腔保健

（一）人体氟的来源

1. 饮水　人体氟的主要来源是饮水，约占人体氟来源的65%。水中氟很容易被吸收。机体从饮水中摄入氟量的多少直接受到饮水氟浓度和饮水量的调控。

2. 食物　人体每天摄入的氟约有25%来自于食品。所有食品中都含有一定量的氟，但差异很大。

3. 总摄入量　氟的总摄入量为机体每天从空气、水、膳食等摄取氟量的总和（mg/d）。标准难以统一，只提供一个范围，即每千克体重每天的适宜摄氟量在0.05～0.07mg，一般不应超过上限。

（二）饮水氟化

将饮用水的氟浓度调整到最适宜的水氟浓度，以达到既能防止龋病的发生，又不引起氟牙症流行的目的。饮水加氟的适宜浓度一般应保持在0.7～1mg/L。

（三）氟化物的局部应用

局部用氟是采用不同方法将氟化物直接作用于牙的表面，目的是抑制牙齿表面的脱矿和促进再矿化，以提高牙齿的抗龋能力。常见的局部应用的氟化物包括含氟牙膏、含氟漱口液、含氟涂料、含氟凝胶及含氟泡沫等。

（孙慧斌）

第二节　美学保健疗法

人处于疾病状态就是人与环境、人与人、人自身内部系统失衡，不和谐。音乐、色彩、花香、鸟语等美学要素可左右人的心情，使失衡的人体系统复衡，使它们发挥其医疗保健作用。

一、色彩疗法

我们生活在五彩缤纷的世界里，无时无刻不体会到红橙黄绿青蓝紫，色彩装扮着青山绿水、园林建筑，点染着四季服饰、一日三餐、日用器皿、家庭居室……。色彩带给我们无穷的物质享受和精神愉悦。

"色彩是情感的语言"，不同色彩诱发出不同情感。

红色：热烈、喜悦、奋扬　　黄色：光辉、高贵、忠诚

蓝色：幽静、深远、冷郁　　绿色：健康、活泼、生气

黑色：神秘、恐怖、死亡　　白色：单调、朴素、纯洁

灰色：和谐、静止、悲哀　　紫色：高贵、神秘、庄重

人们把自己的情绪和形象感赋了色彩，反过来又利用各种颜色来美化生活，从中感

受无比丰富的色彩美,并以此获取心理上的愉悦。

我国古代医学上,很早就将色彩与临床基本技术结合。"青为肝,赤为心,白为肺,黄为脾,黑为肾"。通过察看面部的五色表现,推知内脏病痛的变化。

白色,在患者头脑中是白衣天使、医院的象征,使人有一种安全感,在视觉反射的信息中,一旦确认了白色与白衣天使、医院的关系,心理上会有一种平静、洁净的状态,同时还有舒缓疼痛的作用。

有学者认为绿色能使人神经安静,不易使眼睛疲劳,对患者与医护人员的心理都有一种安抚的良好感受。因此,许多国家的医疗机构,一度将墙壁、床单、衣、帽从以往的白色改为绿色。但日本爱知大学眼科专家经过实验发现,长期看一种颜色,会使视力有所衰退,在同样长的时间里引起衰退的程度,以黄色最为强烈,绿色次之。而衰退后恢复正常视力,以绿色所需的时间最长。从而对"绿色养目"之说提出异议。因此,在医院内是否用绿色代替白色,不同观点尚有争议。但绿色的环境,可使人有一种回归自然的联想,可起到陶冶心情、调节心理活动的作用。在这种环境中观察到,人体皮肤温度会下降1~2℃,心跳每分钟也可减少4~8次,呼吸也可以变得平稳缓慢。因此在医院里,建造一些带有自然景色的绿化地,是有益患者康复的。

蓝色,不仅可以解除紧张的心理状态,甚至有退热作用,还可以改善睡眠。如果压力过大,经常失眠,不妨把被单、窗帘等改成蓝色系。房间内以蓝色基调为主(但不宜过深),然后搭配一些绿色植物,墙上点缀一些黄色风景,对于促进睡眠大有好处。

粉红色的环境可以使人息怒,让人安静,还可以使高血压患者血压趋向平稳,因此在某些医院高血压病区的墙壁涂上粉红色,以求获得辅助治疗的效果。

在西班牙有一家以色彩治疗为特色的酒店,名叫"七色房酒店",其理念是运用色彩疗法改善游客的身心健康。酒店管理者特别介绍说,在酒店中设置黄色房间,可以让游客重建自信心、减轻精神负担。

总之,色彩环境多样有利于患者的身心健康。科学家经过进一步研究证明:医院墙壁上刷淡绿色、浅黄色,可使患者情绪镇静、安适,有助于恢复健康;高血压患者戴上有色眼镜,有助于降低血压;蓝色对感冒有良好治疗和预防作用;紫色环境可使孕妇得到安慰等等。

从生理学角度来看,欣赏美的色彩,如同欣赏优美的音乐一样,能促进人分泌一些有益于健康的激素、酶、乙酰胆碱等物质,起着调节血液流量和兴奋神经细胞的作用;反之,当见到色彩搭配不当的物品,就像噪声一样,给人带来"视觉污染",使人烦躁不宁。

二、音乐疗法

现代科学研究和临床实践表明,音乐不仅具有艺术欣赏价值,而且也是一些疾病医疗保健的良方。

研究表明,音乐通过神经系统,调节大脑皮质,促使人体分泌一些有益于健康的生化物质,如激素、酶、乙酰胆碱、内啡肽等,起着调节血流量和兴奋神经细胞的作用。通过对音乐节奏的共振、共鸣、协调、感化等作用,直接或间接地作用于人体,可解除人在应激时引起的不良身心反应,完善生理—心理状态。

音乐作为一种医疗保健的手段,一方面作用于人的生理方面,另一方面作用于心理方面。

以生理作用为主的治疗,多是利用音乐的物理特性,配合机体治疗或功能训练一起进行。从生理上讲,音乐又能促进眼、耳、心、身的高度协调,提高人体的应激能力。

以心理作用为主的治疗,则主要是通过音乐欣赏,去影响受疗者的情绪,利用音乐的气氛和抒情性,以获得良好的医疗保健效果。音乐这种艺术形式的本质,是一种听觉和谐美的创造。音乐医疗保健的意义,在于重构一种和谐美的心态,排除不利于心身健康的心理因素。

在我国,已有 20 多个省份的几百所医院、疗养院,先后开展了音乐保健治疗。一些医院采用带伴奏的彩色音乐和电脑乐频,治疗急性腰扭伤、软组织损伤、坐骨神经痛、落枕、头昏和失眠,均获得一些疗效。

三、书画疗法

习书作画时,身心处于一种恬适娴静的环境,不能心烦意乱,没有外来干扰,目光集中,全神贯注,意念倾于纸墨。从动作上讲,提毫有力,挥洒矫健。这样,使身心保持高度的统一和协调。因此,常习书作画能增进健康。

书法艺术,不论对书法家,还是对欣赏者而言,皆有修身养性、疗疾健体之功效。对书法家来说,由于写字是通过脑、腕、指的协调运动来完成的,书写过程中,只有排除杂念,思想集中,做到境界专一,才能使高度兴奋的大脑皮质得到缓和,写出的字才称得上"入法"或"入体"。我国台湾学者高尚仁教授,用 6 年时间,借助电脑、生理反应记录仪、调频磁带记录仪等,对书法做了一系列生理和心理反应的研究,证实书法能够降低心率、血压,减慢呼吸,具有缓和精神压力及解除焦虑的效果。

历代书家借翰墨以祛病健身的先例屡见不鲜。楷书的临习,更是修身养性、调节生机的一种有效手段。古人云:"书者,抒也,散也,抒胸中气,散胸中郁也"。书法能养气,又能助气。静坐作楷书数十字或数百字,便觉矜平躁释;若行草,任意挥洒到痛快淋漓之时,又觉得心灵焕发。

另一方面,书法艺术作品对欣赏者来说既是自身审美情趣的散发,又是一项悦情怡趣的活动。书法美的实质,就是通过书法展示出来人的本质和力量。人们面对书法作品,看到的是黑白分布和圆涩点画的有机结合,透过作品的立体感和浮雕感,体会到"人"的本质力量。书法作品的节奏感,与人体自身的节奏感(呼吸、心跳、循环、消化等)相吻合,通过移情的作用,产生心理—生理的效应。

绘画相比书法在强身健体方面,还有自己独特的功效。因为绘画的内容远较书法广泛、复杂、多姿多彩。

西方医学界将书画作品引入医院。医学专家们高度评价这种医院绘画的心理疗效,预计它将是医院实现艺术化、美学化的一大趋势。

四、幽默疗法

幽默疗法从广义上说,凡是保持一种轻松愉快的幽默气氛,以增强治病效果的方法,都称为"幽默疗法"。它以笑的方式消除患者的心理症结,清除病态心理,协调身心功能。从狭义上说,幽默疗法专指医务人员有意识、有计划、有针对性地使用"笑剂",并把获得的幽默效果,作为保健的方法。它是一种辅助性的美学手段。

人的生理机制具有很大的弹性和潜力,即使在脏器生病的情况下,它的功能也会随着情绪的改变,而出现很大的转化。幽默欢乐的情感,对缓解病痛、增进健康极为有益,以新的条件反射取代旧的条件反射,以新的健康循环改变旧的病理循环;从而协调身心功能,提高防病抗病能力。

五、香味疗法

香味疗法,是通过气味和味觉的特殊作用,影响人的生理、心理状态,起着一种特殊的保健效果。香味疗法自古就已存在。根据记载,早在远古时代,先民就发现了香药草植物能够影响人体身心健康的奥秘。我国早在 5 000 年前就已应用香料植物驱疫避秽;古巴比伦和亚述人在 3 500 年前便懂得用薰香治疗疾病;3 350 年前的埃及人在沐浴时已使用香油或香膏,并认为有益肌肤;古希腊和古罗马人也早就知道使用一些新鲜或干燥的芳香植物可以令人镇静、止痛或者精神兴奋。《本草纲目》中谈到古代人们用薰香法止瘟疫。还有大家熟知的焚香、香料枕头、烹调用香、食物保存、香料治病、尸体防腐、香料驱虫、沐浴按摩等等。塔吉克斯坦共和国有一个专门用花香治疗疾病的医院。患者进医院后,主要治疗手段就是让患者闻各种有关的花香。比如天竺花香,能使人的神经镇定,有消除疲劳、促进睡眠的作用;迷迭香和薰衣草,能治疗支气管哮喘;紫薇花和茉莉花,能抑制白喉菌、痢疾杆菌和结核分枝杆菌;此外,紫罗兰、玫瑰花的香气,能使人愉悦;茉莉花、荷花、水仙花的香气,使人安静;柠檬和橘子的香气,使人兴奋。

美国耶鲁大学生理学家施瓦茨发现,有些特殊香味能改变血压和其他生理反应,其功能不亚于某些药物。目前流行一种以植物精油为主的芳香保健疗法。人的皮肤及嗅觉器官吸收香气后,信息立即传递到脑部中枢神经系统,然后香气经血液循环,输送到身体各器官,以促进新陈代谢,达到美容保健的目的。

练习题

1. 试述水平颤动拂刷法(改良 Bass 刷牙法)的操作要领。
2. 常用的局部应用的氟化物有哪些?

（徐流亮）

参 考 文 献

1. 肖云. 口腔医学美学基础. 2 版. 北京：人民卫生出版社, 2008

2. 于海洋, 胡荣党. 口腔医学美学. 3 版. 北京：人民卫生出版社, 2015

3. 樊明文. 牙体牙髓病学. 4 版. 北京：人民卫生出版社, 2012

4. 林雪峰, 潘灏. 可摘义齿修复工艺技术. 3 版. 北京：人民卫生出版社, 2015

5. 王荃, 马惠萍. 口腔材料学. 3 版. 北京：人民卫生出版社, 2015

6. 李长义, 李水根. 口腔固定修复工艺技术. 3 版. 北京：人民卫生出版社, 2015

7. 王跃进, 景先明. 全口义齿工艺技术. 3 版. 北京：人民卫生出版社, 2015

8. 胡德渝. 口腔预防医学. 6 版. 北京：人民卫生出版社, 2012

9. 戴晓钟. 中国科学美容大典. 北京：人民军医出版社, 2002

10. 余占海. 口腔颌面美容修复学. 北京：军事医学科学出版社, 2003

11. 高学军, 岳林. 牙体牙髓病学. 2 版. 北京：北京大学医学出版社, 2013

12. 徐流亮, 叶文忠. 口腔医学美学. 2 版. 北京：科学出版社, 2014

附录：实训指导

实训一 美 的 赏 析

【实训目的】

1. 掌握审美的基本方法。

2. 提高审美能力；促进日常生活、工作中自觉运用和创造美的能力。

【学时】 2 学时。

【实训准备】

多媒体设备，《草地上的圣母》《世界末日》等著名绘画作品，《二泉映月》等著名乐曲，笔、纸。

【实训内容】

1. 教师讲解对书画艺术或照相艺术和音乐艺术赏析的基本方法。

2. 学生观看著名绘画作品《草地上的圣母》《世界末日》等，聆听著名乐曲《二泉映月》等，以小组为单位讨论作品的中心思想内容，作者表达的主题是什么？体现作者怎样的内心世界？

【实训方法与步骤】

1. 教师讲解美学艺术赏析的基本方法

（1）了解作品产生的历史时代背景。

（2）了解作者的生活、经历、思想倾向。

（3）仔细品鉴作品

1）先从整体观摩作品，确定欣赏作品基调是崇高或优美或喜剧或悲剧等。

2）关注作品的每一个构成单元的基本状态及它们的位置、出现的频率、空间、时间等，并提炼出主题、中心思想等。

3）结合作品的名字，作者的生活、经历、思想倾向，作品产生的历史时代背景等深刻理解作者表达的意图及作者的内心世界。

2. 学生按老师的讲解赏析另一幅画作或音乐，以小组为单位讨论作品的中心思想内容，作者表达的主题是什么？体现作者怎样的内心世界？并做书面记录。

【实训评价】

教师对学生的理解进行最后的点评。

（徐流亮）

实训二　面部美学特征认知

【实训目的】

1. 掌握评价医学容貌美的基本方法。

2. 提高欣赏容貌美的能力。

【学时】 2学时。

【实训准备】

钢尺、分规、游标卡尺、笔、纸。

【实训内容】

1. 教师讲解对医学容貌美认知的基本方法。

2. 学生两人一组，相互认知对方容貌，掌握医学容貌美的认知方法。

【实训方法与步骤】

（一）教师讲解医学容貌美欣赏的基本方法

1. 容貌美的结构特征

（1）比例与和谐

1）"三庭"与"五眼"（见图2-1，图2-2）。

2）黄金律：鼻翼宽度与口裂长度之比、口裂长度与外眦间距之比、下颌中切牙与上颌中切牙近远中向宽度之比、天然前牙的冠度与冠长之比及人工前牙冠宽与冠长之比，以及当正面观察一个人微笑时所露出的牙列时，从中线开始，每个牙大约都是它前面牙齿大小的60%，那么这个微笑会给人以愉悦的美感（见图2-4）。

3）$\sqrt{2}$规律：在设定虹膜宽度为1时，面容美丽者各面部器官中存在着一系列以$\sqrt{2}$为基数的递增关系。上唇缘距额下点为$(\sqrt{2})^4$、眉距下唇缘距为$(\sqrt{2})^6$、面宽度为$(\sqrt{2})^7$、虹膜宽度：上颌中切牙宽度：上颌前牙总宽度$=1:\sqrt{2}:4$、上颌前牙总宽：瞳孔间距：外眦间距$=1:\sqrt{2}:2$。

4）审美平面：东方人上、下唇较接近审美平面（见图2-5）。

（2）对称性：经过面部额正中、鼻尖点、人中线、唇弓中点及颏部中点的一条垂线，可观察颜面左、右侧的对称性。左右眉、眼、耳、颧突、鼻翼、鼻唇沟、口角、颊、下颌角及同名牙均应对称（见图4-1）。颜面部的平均非对称率仍在10%以内，应视为"对称"；超过10%，可认为有一定程度的不对称存在。

2. 容貌美的皮肤特征　黄种人健美的肤色为微红稍黄，青年女性的肤色以浅玫瑰色为最美。人们常从水色、血色、气色三方面评价。具有好的水色、血色、气色的人，常显得精力充沛，容光焕发，给人以健康靓丽的美感。

（1）水色：滋润、柔嫩、细腻、光洁、透明。

（2）血色：红晕、红润、健康。

（3）气色：喜悦、自然、清新。

（二）学生两人一组，测量相关数据

【实训评价】

1. 学生两人一组，认知对方容貌。

2．教师对学生测量的相关数据进行总体评价。

（王　丽）

实训三　色彩的调和与比色方法训练

【实训目的】

1．掌握三原色及其调色理论；调色基本技法；视觉比色方法。

2．熟悉3D比色板使用方法。

【学时】 2学时。

【实训准备】

1．物品："伊登十二色彩环"彩色挂图、调色板、毛笔、颜料、3D比色板、镜子。

2．器械：一次性口腔器械盒。

【实训内容】

1．讲解原色、间色和复色概念及调色理论与基本技法。

2．色彩调和练习。

【实训方法与步骤】

（一）实训方法

1．展示"伊登十二色彩环"彩色挂图，讲解原色、间色和复色概念及调色理论与基本技法。

2．色彩调和示教与练习

（1）使用原色调出间色

1）红＋黄→橙；

2）黄＋蓝→绿；

3）蓝＋红→紫。

（2）使用原色和间色调出复色

1）红＋橙→朱红；

2）橙＋黄→琥珀；

3）黄＋绿→黄绿；

4）绿＋蓝→碧绿；

5）蓝＋紫→靛青；

6）紫＋红→紫红。

（3）加入无彩色改变色彩的明度与彩度

1）向颜色中掺入白色，提高颜色的亮度，使其更加鲜明，得到明调，同时彩度降低。

2）向颜色中掺入黑色，降低颜色的亮度，使其更加黯淡，得到暗调，同时彩度降低。

（4）学生按示教步骤练习，教师指导。

3．视觉比色方法示教与练习　用3D比色板选出右上颌中切牙和尖牙的色号。

（1）视觉比色方法示教

1）选择合适光源：日光应选择日出后3小时和日落前3小时的时间段内，荧光灯比色时应要求光源的色温为6 500K，照度为1 600～2 000LX，演色指数高于90。

教 学 大 纲

一、课程任务

《口腔医学美学基础》是中等卫生职业教育口腔修复工艺专业的一门专业核心课程。本课程的主要内容包括口腔医学美学基础知识、美学在口腔修复工艺中的应用等。本课程的主要任务是使学生了解美学的基本知识，具有一定的美学素养和色彩表现能力，掌握口腔修复工艺中的美学技能，为从事口腔修复工艺工作，制作符合审美要求的修复体打下坚实的基础。

二、课程目标

1. 了解美学、医学美学、口腔医学美学的相关基本概念。
2. 熟悉人体和口腔中的美学参数和美学基本原则。
3. 掌握色彩学基础知识和应用原理，提高审美能力。
4. 掌握口腔医学美学在口腔修复工艺中的应用要点。
5. 初步学会在修复工艺中运用牙齿美学参数、原则。
6. 培养学生的团队意识、服务意识、质量意识及创新意识。
7. 培养学生实事求是、精益求精的工作作风。

三、教学时间分配

教学内容	学时数		
	理论	实训	合计
一、美学基础	2	0	2
二、医学美学基础	2	2	4
三、口腔医学美学基础	2	0	2
四、口腔软硬组织美学	3	2	5
五、口腔医学美学在口腔修复学中的应用			
（一）口腔色彩学的应用	2	2	4
（二）义齿仿生修复美学	1	0	1

续表

教学内容	学时数		
	理论	实训	合计
（三）牙体缺损的美学修复	2	2	4
（四）牙列缺损的美学修复	2	0	2
（五）牙列缺失的美学修复	2	0	2
（六）覆盖义齿的美学修复	1	0	1
（七）种植义齿的美学修复	1	0	1
（八）颌骨缺损赝复体的美学修复	1	0	1
（九）口腔时尚修复美学	1	0	1
六、口腔正畸美学	2	0	2
七、常见牙体硬组织疾病的美学修复	2	0	2
八、口腔医学美学与美容保健疗法	2	0	2
合计	28	8	36

四、教学内容与要求

单元	教学内容	教学要求	教学活动参考	参考学时	
				理论	实训
一、美学基础	（一）美的基本概念 1. 美的起源 2. 感性的美 3. 理性的美 4. 美的本质	熟悉	理论讲授	2	
	（二）美的基本形式 1. 自然美 2. 社会美 3. 艺术美 4. 科技美	熟悉	理论讲授 多媒体演示		
	（三）美的基本范畴 1. 崇高 2. 优美 3. 悲剧 4. 喜剧	了解	理论讲授		

续表

单元	教学内容	教学要求	教学活动参考	参考学时 理论	参考学时 实训
一、美学基础	（四）形式美及其规律 1.形式美的概念和特点 2.形式美的感性因素 3.形式美的基本规律	掌握	理论讲授		
	（五）美感与审美 1.美感的概念与反映形式 2.审美关系和审美特征	熟悉	理论讲授 多媒体演示		
二、医学美学基础	（一）医学美学的概述 1.医学美学的产生与发展史 2.医学美学的研究内容 3.医学美学的特征 4.医学美感与审美	了解	理论讲授 多媒体演示	2	
	（二）医学人体美学 1.人体美的概念与构成要素 2.医学人体美的概念与审美观 3.医学人体美学的研究内容 4.医学人体美学的形态学研究方法	掌握	理论讲授 多媒体演示		
	（三）医疗机构的审美环境 1.医学审美环境建设的意义 2.医学审美环境建设的层次 3.医学审美环境建设的要求	熟悉	理论讲授 多媒体演示		
	（四）医务人员的审美修养 1.医务人员审美修养的主要内容 2.医务人员的外在美 3.医务人员的内在美	熟悉	理论讲授 多媒体演示		
	实训一：美的赏析	理解	技能实训		2
三、口腔医学美学基础	（一）口腔医学美学概述 1.口腔医学美学的发展史 2.口腔医学美学的概念与形成背景 3.口腔医学美学研究的意义 4.口腔医学美学的研究范畴 5.口腔医学美学的美学价值	了解	理论讲授 多媒体演示	2	

单元	教学内容	教学要求	教学活动参考	参考学时	
				理论	实训
三、口腔医学美学基础	（二）口腔医学中的数学美	掌握	理论讲授多媒体演示		
	1. 圆				
	2. 三角形				
	3. 模糊论				
	4. 黄金律与$\sqrt{2}$规律				
	（三）口腔色彩学	熟悉	理论讲授多媒体演示		
	1. 光色理论				
	2. 色彩的生理与心理特点				
	3. 天然牙的色彩				
	4. 皮肤与牙龈颜色特征及其对牙齿色彩的影响				
	（四）微笑美学	熟悉	理论讲授多媒体演示		
	1. 微笑审美				
	2. 微笑设计				
	3. 微笑重建				
四、口腔软硬组织美学	（一）面部美学特征	了解	理论讲授多媒体演示	3	
	1. 正面观软组织美学特征				
	2. 侧面观软组织美学特征				
	（二）口唇的美学	熟悉	理论讲授多媒体演示		
	1. 唇的功能美及意义				
	2. 唇的形态				
	3. 唇型的美学标准				
	（三）颏的美学	了解	理论讲授多媒体演示		
	1. 颏的美学位置与美学意义				
	2. 颏的美学参数				
	3. 颏的理想形态				
	（四）牙齿的美学	掌握	理论讲授多媒体演示		
	1. 牙齿的美学意义				
	2. 牙齿的美学参数				
	3. 牙齿及牙列的分型				
	4. 牙齿的健美				
	（五）牙周组织的美学	熟悉	理论讲授多媒体演示		
	1. 牙周组织的自然美				
	2. 牙周病对牙周形态美的损害				
	3. 牙周病治疗的美学				
	实训二：面部美学特征认知	理解	技能实训		2

续表

单元	教学内容	教学要求	教学活动参考	参考学时	
				理论	实训
五、口腔医学美学在口腔修复学中的应用	（一）口腔色彩学的应用 1. 视觉比色 2. 计算机比色 3. 颜色信息的转达 4. 色彩学在口腔修复工艺中的应用 5. 视错觉在口腔修复工艺中的应用	掌握	理论讲授 多媒体演示	2	
	实训三：色彩的调和与比色方法训练	掌握	技能实训		2
	（二）义齿仿生修复美学 1. 义齿仿生修复美学的基本概念 2. 义齿仿生修复美学的临床应用	掌握	理论讲授 多媒体演示	1	
	（三）牙体缺损的美学修复 1. 牙体缺损的美学修复原则 2. 嵌体的美学修复特点 3. 贴面的美学修复特点 4. 全冠的美学修复特点 5. 桩核冠的美学修复特点	掌握	理论讲授 多媒体演示	2	
	（四）牙列缺损的美学修复 1. 牙列缺损对机体的影响 2. 牙列缺损的美学修复特点	掌握	理论讲授 多媒体演示	2	
	（五）牙列缺失的美学修复 1. 全口义齿的美学修复与人体美 2. 全口义齿美学修复特征 3. 全口义齿的个性化排牙法 4. 全口义齿基托的美学 5. 全口义齿制作不当对面容的影响	掌握	理论讲授 多媒体演示	2	
	（六）覆盖义齿的美学修复 1. 覆盖义齿的特点 2. 覆盖义齿的美学修复特点	熟悉	理论讲授 多媒体演示	1	
	（七）种植义齿的美学修复 1. 种植系统美学 2. 种植技术美学 3. 种植义齿的设计美学 4. 种植工艺技术的美学要求	熟悉	理论讲授 多媒体演示	1	

续表

单元	教学内容	教学要求	教学活动参考	参考学时	
				理论	实训
五、口腔医学美学在口腔修复学中的应用	（八）颌骨缺损赝复体的美学修复 1. 上颌骨缺损修复美学 2. 下颌骨缺损修复美学	了解	理论讲授 多媒体演示	1	
	（九）口腔时尚修复美学 1. 钻石型水晶贴面 2. 装饰义齿与文齿	了解	理论讲授 多媒体演示	1	
	实训四：口腔修复治疗中的美学实践	学会	技能实训		2
六、口腔正畸美学	（一）正畸治疗中的美学评价 1. 面部比例与协调性检查 2. 口内检查 3. 相片分析法 4. X线头影测量分析法	了解	理论讲授 多媒体演示	2	
	（二）常用矫治器的工艺美学 1. 传统矫治器对美学的影响 2. 活动类美学矫治器 3. 固定类美学矫治器	掌握	理论讲授 多媒体演示		
七、常见牙体硬组织疾病的美学修复	（一）龋病的美学修复特点 1. 龋病对美学的影响 2. 龋病的常用美学修复方法	掌握	理论讲授 多媒体演示	2	
	（二）牙体慢性损伤的美学修复特点 1. 磨损 2. 楔状缺损	掌握	理论讲授 多媒体演示		
	（三）牙折断的美学修复特点 1. 牙折断的美学影响 2. 牙折断的美学修复	掌握	理论讲授 多媒体演示		
	（四）着色牙和变色牙的美学修复特点 1. 着色牙的美学修复特点 2. 变色牙的美学修复特点	掌握	理论讲授 多媒体演示		
八、口腔医学美学与美容保健疗法	（一）口腔医学美容保健 1. 刷牙与口腔保健 2. 氟化物与口腔保健	了解	理论讲授 多媒体演示	2	

续表

| 单元 | 教学内容 | 教学要求 | 教学活动参考 | 参考学时 ||
				理论	实训
八、口腔医学美学与美容保健疗法	（二）美学保健疗法 1. 色彩疗法 2. 音乐疗法 3. 书画疗法 4. 幽默疗法 5. 香味疗法	了解	理论讲授 多媒体演示		

五、大纲说明

（一）适用对象与参考学时

本教学大纲主要供中等卫生职业教育口腔修复工艺专业教学使用。总学时 36 学时，其中理论教学 28 学时，实训 8 学时。

（二）教学要求

1. 本课程对理论部分的教学要求分为掌握、熟悉、了解三个层次。掌握：指对基本知识、基本理论有较深刻的认识，并能综合、灵活地运用所学的知识解决实际问题。熟悉：指能够领会概念、原理的基本涵义，会应用所学的技能。了解：指对基本知识、基本理论能有一定的认识，能够记忆所学的知识要点。

2. 本课程突出以能力为本位的教学理念，在实践技能方面分为熟练掌握、理解及学会两个层次。熟练掌握：能独立、正确、规范地完成常用基本技能的操作。理解及学会：即指在教师的指导下对实训内容有初步认识，能独立进行较为简单的技能操作。